7つの看護師さんの
体験談から
すくいあげられた

7つの「看護の知」

山中冕利子 著

勁草書房

推薦のことば

山中恵利子著『7つの「看護の知」』を読み終えて、優れた研究報告だと思いました。「看護の知」とはなにかを、7つの研究事例をとおして解説し、看護実践の指針を具体的に示しているからです。山中氏の「看護の知」論は「社会的行為の理論」とよばれる考え方を土台にしています。ある人が〝ここ〟で「出会う」他のひととの〝つながり〟の有意味的関連性について語る理論です。「レリヴァンス」論と本書ではこれを呼んでいます。

「出会い」の大事なつながり方には二つあります。一つは、社会的行為者（患者さんか看護師さんのどちらか一方）が自らの行為によって相手にある特殊な行動をひき起こそうと意図する場合、ある目的の「〜のため」の行為です。もう一つは、その反対に、このほかならぬ〝社会的〟と呼ばれる行為が相手方の行動によってひき起こされる場合です。言い替えれば、他者が行った行動を知覚し解釈することが自らの行為の理由「〜だから」となります。

「看護の知」の一番大事な点は、このように〝いま〟〝ここ〟で「出会う」患者さんの〝いのち〟

の問題に直接〝つながる〟「実践・実用の知」をしっかり身につけることです。山中氏の長い看護実践の貴重な経験から生み出された、珠玉のような『7つの「看護の知」』は、きっと皆さんの「いのちを守る」看護実践のための指針の書として役立つはずです。

2018年4月6日

立命館大学名誉教授　社会学博士　佐藤嘉一

はじめに

筆者は1951年生まれですので、2018年で67歳になりました。看護師です。そして現在は看護系の短期大学に勤めています。21歳で看護師の資格を取得して、その後13年間公立病院で勤務しました。この本を書こうと思った動機は、13年間の看護体験から沸き上がってきました。

筆者が研究の道に入ったのは、筆者の看護体験を、そして他の看護師さんの看護体験を分析して看護の実践現場に役立てる事ができないか、と考えたことがきっかけでした。そのためには、看護師さんの看護体験のなかに沈殿している「看護の知」をすくいあげる事が必要です。

筆者はシュッツ理論の他者を理解する方法を用いて、看護師さんの体験談話を分析することで、「看護の知」をすくいあげる事ができるのではないかと考えました。

こういった研究を始めて、かれこれ17年間になります。今回、私の研究成果を初めて本の形にしました。難しい理屈はなるべく易しく、分かり易く書いています。

本書を看護師さんに読んでいただいて仕事に役立ててもらえれば本当に嬉しいです。また看護師さんの仕事に興味をお持ちの方にも読んでいただきたいです。看護師さんが看護をおこなっている時の気持ちが理解できると思います。多くの方々に最後までじっくり読んでほしいと思っています。

最後にこれまで研究を指導していただいた立命館大学大学院社会学研究科の中村正先生、松田亮三先生、丸山里美先生、そして立命館大学人間科学研究科の村本邦子先生には長きにわたりご指導を承りました。厚く御礼申し上げます。有難うございました。そして修士課程から現在まで熱心にご丁寧にご指導していただきました、立命館大学名誉教授 佐藤嘉一先生に厚く御礼申し上げます。佐藤先生からは本書の「推薦のことば」もいただきました。重ねて感謝申し上げます。

第Ⅱ部に看護体験談を紹介しておりますが、筆者の研究に賛同していただきました7人の看護師さんに感謝申し上げます。忙しいなか業務を調整いただき、約1時間のインタビューをさせていただきました。誠にありがとうございました。

2018年5月7日

山中 恵利子

目次

推薦のことば　*1*

はじめに　*3*

I部　本書の目的と体験談の分析方法

第1章　看護体験談から当事者の主観的な世界を描き、「看護の知」をすくいあげる ─── *15*

第1節　筆者の看護師時代　*16*
第2節　看護師の仕事は社会的に理解されているのだろうか？　*17*
第3節　本書の2つの目的について　*19*

第2章 体験談の分析の仕方

第1節 具体的な分析の仕方 23
　第1項 追体験の方法 23
　第2項 分析するうえでの主題（問題）・解釈・動機（解決策）について 25
　第3項 目的動機と理由動機 26
第2節 「看護の知」はどのようにしてすくいあげるのでしょうか？ 32
第3節 体験談を考察するうえで重要な2つのポイント 34
　「患者・家族との間主観性」及び「看護師としての役割」について 34

II部 看護体験談の紹介と分析・すくいあげられた「看護の知」

痛みを訴える患者さんの事例

第3章 患者の強い痛みを理解できなかったA看護師の事例

● すくいあげられた「看護の知」　患者さんが"痛い―"と訴えた時、その言葉を信じて痛みから解放することを目標に看護をおこなう。なぜならば、患者さんは「この痛みは誰もわかってくれないのだ」と、1人孤独のなかで苦しむことになるからである。

目次

第4章 寡黙・孤独である患者との粘り強い関係づくりをおこなった B看護師の事例

> とっつきにくい患者さんの事例

- **すくいあげられた「看護の知」** 患者さんから無視されて病室に行くのが億劫になった時、患者さんに適した看護を提供することによってコミュニケーションの機会が増え、ラポール形成のチャンスが生まれる。

第1節 B看護師の体験談 *51*
第2節 B看護師の体験談の分析 *54*
第3節 B看護師の「主観的な意味の世界」について *56*
　第1項 B看護師の「主観的な意味の世界」と「看護の知」 *56*

第1節 A看護師の体験談 *41*
第2節 A看護師の体験談の分析 *44*
第3節 A看護師の「主観的な意味の世界」について *46*
　第1項 A看護師の「主観的な意味の世界」と「看護の知」 *46*
　第2項 「X氏との間主観性」及び「看護師としての役割」について *48*

51

7

第2項 「Y氏との間主観性」及び「看護師としての役割」について 57

第5章 患者からの叱責で我が身を振り返ることができたC看護師の事例 ── 59

患者さんから叱責を受けた事例

● すくいあげられた「看護の知」 業務の忙しさのなかで患者さんへの親身な対応は難しい。しかし、看護師は患者さんに親身な対応をとらなければならない。なぜならば、患者さんに親身に対応することによってのみ、看護の手応えを感じることができるからである。

第1節 C看護師の体験談 59
第2節 C看護師の体験談の分析 62
第3節 C看護師の「主観的な意味の世界」について
　第1項 C看護師の「主観的な意味の世界」と「看護の知」 64
　第2項 「Z氏との間主観性」及び「看護師としての役割」について 66

第6章 救急時の患者さんへの配慮不足を後悔するD看護師の事例 ── 69

救急時の患者さんの事例

目次

●すくいあげられた「看護の知」　救急搬送された患者さんは精神的動揺が強く、痛みに敏感である。このような場合は、いかなる問題状況にも対応できるようにストレッチャーを用いて護送することが肝要である。

終末期における看護の事例①

第7章　終末期の患者にベストな外泊時期を逸した E看護師の事例

第1節　D看護師の体験談　*69*
第2節　D看護師の体験談の分析　*71*
第3節　D看護師の「主観的な意味の世界」について　*73*
　第1項　D看護師の「主観的な意味の世界」と「看護の知」　*73*
　第2項　「H氏との間主観性」及び「看護師としての役割」について　*74*

●すくいあげられた「看護の知」　終末期の患者さんの想いを表情や言葉づかいから推測することが大切である。なぜならば、患者さんが抱いている希望をすくいあげ、実現できるようにアプローチすることが重要だからである。

77

9

終末期における看護の事例②

第8章 家族の気持ちに応えて終末期にある母親の洗髪をおこなったF看護師の事例

第1節　E看護師の体験談　77
第2節　E看護師の体験談の分析　79
第3節　E看護師の「主観的な意味の世界」について　81
　第1項　E看護師の「主観的な意味の世界」と「看護の知」　81
　第2項　「K氏との間主観性」及び「看護師としての役割」について　83

● すくいあげられた「看護の知」　　終末期にある患者さんの家族からケアの不足を指摘された時、看護業務が多忙であってもそのケアを実践することが望ましい。なぜならば、患者さんの看護に必死に取り組んでいる家族への誠意を示すことは大切だからである。

第1節　F看護師の体験談　85
第2節　F看護師の体験談の分析　87
第3節　F看護師の「主観的な意味の世界」について　88

85

　　　　第1項　F看護師の「主観的な意味の世界」と「看護の知」について　88

　　　　第2項　「家族（娘さん）」との間主観性」及び「看護師としての役割」について　91

終末期における看護の事例③

第9章　終末期の患者のQOLを尊重したG看護師の事例——93

● すくいあげられた「看護の知」　終末期の患者さんを看護する時、患者さんの希望を充分に反映することが重要である。そのためには、援助に関わる全員が個別性のある看護計画に精通することである。

　　第1節　G看護師の体験談　93
　　第2節　G看護師の体験談の分析　96
　　第3節　G看護師の「主観的な意味の世界」について　98
　　　　第1項　G看護師の「主観的な意味の世界」と「看護の知」　98
　　　　第2項　「M氏との間主観性」及び「看護師としての役割」について　99

おわりにあたって

1．考察　101

2. 理論的背景であるシュッツ理論について　106
　アルフレッド・シュッツという人物について　106
　アルフレッド・シュッツの理論とは　107
　レリヴァンス概念について　109

体験談を筆者が追体験（意味解釈）した内容

第3章　A看護師の体験談の追体験　111
第4章　B看護師の体験談の追体験　113
第5章　C看護師の体験談の追体験　116
第6章　D看護師の体験談の追体験　118
第7章　E看護師の体験談の追体験　120
第8章　F看護師の体験談の追体験　122
第9章　G看護師の体験談の追体験　124

引用・参考文献　127

I部 ── 本書の目的と体験談の分析方法

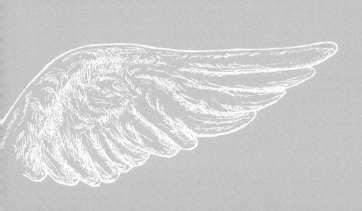

第1章

看護体験談から当事者の主観的な世界を描き、「看護の知」をすくいあげる

看護師さんが語る看護体験談からなんらかの「看護の知」をすくいあげることは可能ではないか？　このような考えを抱く看護師さんや看護研究者は多く存在するのではないでしょうか。キャリアを積むほどに、看護師さんの内面には豊かな学びの知である「看護の知」が蓄積されていくと考えられます。それでは看護師さんの内面──主観的な意味の世界──に蓄積している「看護の知」はどのような方法で見出すことができるのでしょうか？　本書の目的の1つはこの問いに答えていくことです。

2000年を過ぎたころから、看護師の「臨床の知」「看護の知」を明らかにしたいという研究がおこなわれてきました。石川氏は「普遍性、論理性、客観性を原理とする『科学の知』が、その原理を重視するあまりに対象（看護を受ける患者）から距離を置き、表面的な分析にとどまる危険があるという批判から『臨床の知』としてのアプローチにも光があてられるようになっ

た。……このように、実践研究における『臨床の知』の意義や重要性は明白である。しかしその『臨床の知』に公共性をもたらす論文という形あるものにするための方法は未確立で、私達が試行錯誤しながら進めていくしかない」と述べています（石川　2012）。本書が著している看護体験談からすくいあげられた7つの「看護の知」がひとつの検討材料になることを願っております。第1章では、筆者がこのような研究をおこなうようになった目的と理由を述べます。

第1節　筆者の看護師時代

　46年も昔のことですが、21歳から34歳までの看護師体験は、三交替制の勤務という身体に直接的に影響を与える過酷なものでした。実際に看護師の職に就くまで、筆者は看護師という職業は頭脳労働だと考えていました。しかし、実際の体験から、「看護師というのは肉体労働なんだ～」と認識を変えました。21歳の時、徐々にそのように割り切りながら勤務していくのですが、そうであっても患者さんから声を掛けられ、家族さんから声を掛けられ、結構楽しい触れ合いも経験しました。筆者が看護師になった頃は、看護師の勤務体制が社会的な問題となって、二・八闘争（月に8回の夜勤──深夜勤務または準夜勤務──体制を2人の看護師でおこなう）を労働組合が中心となって頑張っていました。勤務していた公立病院も二・八体制となっ

て、休みの希望が叶えられ働きやすくなったのではないのでしょうか。しかし看護の質は良くなったのだろうか？当時は看護師が争って休みを取り合いしているという悪評が流れました。看護の質を上げるために看護師の数を増やしたのではなく、身体を休めるためだったのかという批判もありました。看護の質を上げるためには勤務体制が整ったことは看護の質を上げることに一役買っているのですが、そのことには触れず否定的な評価が耳にはいってきたことをよく覚えています。しかし看護師の労働条件の基本線を示した点では大きな意義があったといえます。それでも、看護師の仕事は3Kといって「汚い、きつい、危険」と今日になっても揶揄され続けています。なんだか嫌な気分になります。

第2節　看護師の仕事は社会的に理解されているのだろうか？

看護という仕事は外から眺めた場合、良い印象──例えば明るくて親切である──を与えている側面と、悪い印象──例えば仕事が忙しいのか愛想のない態度──を与えている側面があるでしょう。しかし看護師の仕事が実際にはどのようなものなのか、社会の皆さまはご存じないのではと思います。看護師の仕事が3Kだと言われることにただ甘んじるわけにはいきません。看護師の仕事を理解するには、看護実践をしている時の看護師の内面──看護師の心──、

いわゆる看護師の主観的な世界（主観的な意味の世界ともいえます）を知ることが大事です。看護実践を外から観察するだけではなく、少し偉ぶっていうと「生」を営んでいる当事者（看護師）の「主観的な意味の世界」を置き去りにしないで、しっかりとその内面を知ることによってはじめて看護師の仕事が理解できるのだと思うのです（このような考え方はアルフレッド・シュッツという社会学者の著述からです）。

このようなことを書くと看護師さんは「え！　私の内面？」とびっくりされるかもしれません。そんなに簡単に人間の内面を知ることはできませんね。それは筆者も承知しています。人間の内面を完全に知ることは不可能です。しかしその時々の意識の向け方、または関心の方向を知る手立てはあるのです。17年前から本当に少しずつ理解してきたアルフレッド・シュッツの理論を用いることによって、この問題のハードルを筆者なりに超えることができました。次に、本書の研究目的についてお話します。

※注1　主観性及び主観的意味

主観性とは、直接的な意味では具体的な個人の経験、思惟、動機などをさす。厳密に言えば、行動に固有の主観的意味とは常に、行為者が自己の行動に付与する意味である。それは、行為の理由や動機、当座のまたは長期的な計画、状況の定義、他者の定義、所与の状況における自己の役割に関する観念などを含む行為者の動機からなる。純粋な主観性は、社会学的観察者の主観的視点からは区別されなければならない。（シュッツ　1998: 364）

第3節　本書の2つの目的について

13年間の看護師時代、色々な患者さんや家族さんに巡り合いました。今でも1人の患者さんとは年賀状のやりとりをしています。まだ生存しているという〈証〉のようなものです。筆者にとっては貴重な方です。年賀状はお互いにとってそういう気持ちも含んで毎年交換しています。

いろんな出会いのあった看護師時代ですが、成功した体験もあったはずですが覚えていないのです。後悔する体験を振り返り、今後はこのように実践していこうという反省を何度も繰り返しました。人生というものは看護体験に限らず、人生体験に対してこのような反省する態度を向こうから迫ってくることがあります。筆者もたくさん体験しましたが、キャリアを積めば積むほどに後悔する看護体験は多くあるでしょう。後悔する看護体験は、しかし具体的にどのように反省して次につないだのかと問われると、口がモゴモゴしてしまう。そうなのです。ちゃんと意識して振り返ってはいないのです。

しかしその都度その都度、それなりの解決策、それは知識ともいえますが、自分なりに蓄えている知識というものが看護師の心のなかに、言い換えれば「主観的な意味の世界」に沈殿しているといえるのではないでしょうか？　そして、看護師が蓄えたこの知識が言語化されたな

19

らば、それは、看護に関わるすべての人々にとって、参照されるべき有用な知識になるのではないか、そう思うのです。

看護師さんに協力していただいて「心に残る看護体験」を語っていただきました。過去を振り返って語るという体験は、「後悔する体験」であったり「あの方法で良かったんだ」と納得する体験であったりと色々です。愛おしくも感じられました。人間は、過去を振り返って反省するという貴い行為をおこなうことができるのですね。当たり前のことを言わないで、と言われそうですが、この研究を続けていくなかで本当に実感としてわかりました。このような研究はいわば「人間学」に通じるものと考えています。

インタビューで看護師さんが語られた「看護体験談」は当事者が何を言わんとしているのか、その経過を詳細に分析することによって核心に辿りつき考察をおこなう事ができます。これまでの一般的な方法は、看護師さんが語られたままに、研究者が自分の価値観や分析枠組みを用いて分析する方法が用いられています。いっぽう筆者の方法は、看護師さんの内面をみながら、いわゆる「主観的な意味の世界」に焦点をあわせながら、既に実践された看護の経過を分析していきます。本書の目的は2つあります。1つには看護師さんの主観的な意味の世界をリアルに描くことです。過ぎ去った看護行為を真に理解するために当事者の内面を理解したいので

す(その内容は少しややこしいです。そのため読んでくださっている皆さまが理解し易いように書き連ねていこうと考えております)。そしてもう1つは「体験談の分析」から底に潜んでいる〈看護の知〉をすくいだすことです。後者の目的は「看護体験談」を分析していくなかで、筆者にしてみれば副産物のようにして手に入った成果です。

第2章では、体験談の分析方法についてお話しします。

第2章 体験談の分析の仕方

第1節 具体的な分析の仕方

「心に残った看護体験」について研究協力者である看護師さんに話していただきましたが、大体1時間から1時間半ぐらいのインタビューをおこないました。過去の心に残っている看護について思い出すには時間が必要です。たわいない話をしながら、そういえばこういう話でもいいですか？と話し出す看護師さんや、インタビューを始めるとすぐに思い出したかのように話し出す看護師さんがいました。1つの体験談を話す看護師さんといくつかの体験談を話す看護師さんがいましたが、始めがあって終わりがあるという物語性のある体験談は時間的経過をたどることができるためわかりやすく、その時々の感情や思いを聞き取りながらインタビューをおこないました。

第1項 追体験の方法

インタビューの際、看護師さんが過去の出来事を思い出して語っている時は、その出来事に

意味を与えながら話しているのだと考えられます。インタビューが終了すると研究者がまずおこなうことは、語られた体験談を書き起こしたものをよく読んで、状況をよく理解したうえで、研究者が自分の言葉を用いて表現し直すという作業で、これは意味づけされた体験談を〈意味解釈〉するという作業です（シュッツによる他者を理解するひとつの方法です）。言い換えれば、看護師さんが話された内容を、その時の言葉や表情を尊重して、その時の状況を追体験しイメージしてみるという作業です。通常私たちがヒトの話を聞いている時、当たり前のように実行している聞き方を方法的に自覚して実行するということです。私たちはヒトの話を聞きながら、どこかで自分なりに解釈していると言えないでしょうか？自分の解釈の内容が、相手が話していることとほぼ同様であれば問題はありません。しかし、違っていたら誤解しているということになります。

今回の研究では、体験談のはじめから終わりまでを追体験するのではなく、体験談の主要な部分を取り上げて意味解釈をおこないました。追体験の作業に取り組むには注意が必要です。

まず、精神を穏やかにして自分の価値観をなるべく入れないようにします。そして看護師さんの言葉から、その状況をなるべく正確に描く努力をおこないます。気持ちを落ち着かせてその状況に入り込むのです。その際、第三者の視点からみて妥当と思われる内容であることが重要です。そして終了した時に「あ～、こういう事を言いたかったんだ」と納得することができれ

ば、かなりの高率で看護師さんの言わんとしていることを言い表していると言えます。

Ⅱ部において、インタビューした看護体験談の紹介をおこないますが、引き続いて筆者がおこなった追体験（意味解釈した内容）を紹介しますと、読み手は同じような文章を読み続けるという負担感を感じるかもしれません。そのため筆者の追体験はインタビューとは別に本書の巻末に記載しておりますのでご参照ください。しかし、体験談を分析する段階では、追体験した内容を分析しますので「体験談ではそのようなことは発言していなかったのでは」という疑問を感じるでしょう。その際には追体験を参照していただければありがたいです。そして分析が終了した時点で「看護の知」をすくいあげるということをおこないます。

第2項　分析するうえでの主題（問題）・解釈・動機（解決策）について

追体験した後には、その内容から看護師さんの意識の向け方に注意をしながら分析をしていきます。私たちは意識が覚醒していて、つまり眠っているのではなく何らかの活動をおこなっている時の意識は、常にどこかに向けられているといえます。講義を聴いているかのように見える学生の場合、講義が終わったらどこで昼食を食べようかと意識がそちらに向いていることもあるでしょう。共働きしている主婦が仕事をしながら、帰りにはどこのスーパーで買い物をしようかと考える時なども、意識が仕事ではなく買い物に向かっているといえます。このよう

な意識の向け方を日常的に私達はおこなっているといえます。

看護師さんが語る「心に残っている体験談」には看護師さんが抱える問題が少しずつ現れてきます。その時、看護師さんの意識は問題に向けられているといえないでしょうか。

私たちは問題を抱えている時、この問題をどのように考えれば解決できるのかと、解釈する（考える）のではないでしょうか？　それもじっくりと解釈する（考える）時には、これまでの経験や体験から得られた多くの知識（シュッツはこのことを私達の知識在庫と呼んでいます）から必要な知識を選択して活用するのではないか、筆者はそう思うのです。そして次のステップは、解釈した（考えた）結果としての解決策を決定するのです。シュッツはこのように問題・解釈・解決策という3つのステップを知らず知らずのうちに私達はおこなっているのだと考えました。そして、意識の向け方に〈主題（問題）・解釈・動機（解決策）〉という3つの軸を示しました。この3つの軸のなかでも動機についてはもう少し説明が必要です。

第3項　目的動機と理由動機

問題を解決しようとする時に動機が現れるとシュッツは言うのですが、どういうことでしょうか？　サスペンスドラマなどで「殺人事件が発生して犯人を逮捕しました。今から犯人が、どうして殺人事件を起こしたのかという動機を解明していかなければなりません」というよう

に物語が展開する場合があります。既におこなわれたこの犯罪がなぜ実行されたのか、犯人に理由を尋ねるということです。例えば、犯人が「お金に困っていた（理由）のでお金持ちの屋敷に侵入してお金を盗み取ろう（目的）としたんです。すると、そこの住人に見つかってしまって殺すつもりはなかったのですが、顔を見られたので殺してしまったんです」などと話したとします。お金に困っていた犯人は、解決策として〈屋敷に侵入してお金を盗む〉ことを選んだのです。目的はお金を盗むことだったのですが、〈住人に見つかった〉という理由で〈逮捕されたくない〉という目的のために住人を殺してしまったことになります。この場合、目的はお金を盗み取るということで、住人を殺すことが目的ではなかったのですね。

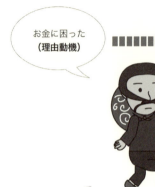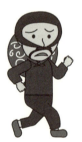

第2章　体験談の分析の仕方

シュッツは解決策としての動機には、目的と理由があるとします。解決する目標や目的を目的動機、目的動機を支える動機として理由動機を挙げるのです。なぜかというと、問題を解決するには将来に向かってこのようにおこなおう！ という目的を定めますが、何故この目的にしたのかという理由（根拠）が必要です。上記の例は物騒な事例ですが、動機が単純明快です。シュッツのいう目的動機に当てはまる内容は「逮捕されたくないから」、そして理由動機は「住人に見つかった」ということになります（右図参照）。

しかし実際はもう少し複雑です。身近な例を挙げると、私達が仕事上でも日常生活を送るうえでも「あれ？ これは何だかおかしいわ」と立ちあがった主題は、まったく新しい、今まで聞いたこともないような問題ではないはずです。今までの経験や体験を振り返ってみれば参照できるような、情景が思い浮かぶような、そのような問題です。そうであれば「……であったので」という理由動機を探求して、そして目的動機を定めることができます。シュッツは知らず知らずに私たちはこのようにして問題を解決しているのだと考えました。少々カッコつけると、現在を起点にして〈目的動機〉という未来と、〈理由動機〉という過去が手を結び、問題解決へと導いていく、この繰り返しを人間はおこなっているのだと理解したのです。

あと少しだけ目的動機と理由動機について説明します。例えば山田さんが鈴木さんに何か質問をした場合、答えて欲しいという山田さんの動機が存在します。この動機は目的動機といえ

ませんか？　答えて欲しいというこの動機には将来への目標や目的が含まれているからです。問いかけられた鈴木さんは、山田さんの目的動機が理由となって答えなければならないという動機を抱くと考えられます。その動機は「理由動機」です。問いかける山田さんは、私の目的動機があなたの理由動機になることを暗黙に了解しているといえます。反対に山田さんに向けられた鈴木さんの問いかけ（目的動機）が、山田さんの理由動機になるという眼差しを向けることができます。以上が２つの動機の説明ですが、ややこしかったでしょうか？　目的動機、理由動機を発見したのは哲学の世界でも社会科学の世界でもシュッツが初めてです。皆さんも初めて知ることになったのではないかと思います。ひとつの例として患者さんと看護師さんの会話を紹介します。

看護師さんが患者さんの夜間の痛みについて、痛み止めを飲んだのか飲まなかったのかを尋ねている場面です（左図参照）。

よく見受けられる場面ですが、看護師さんはある目的をもって患者さんに話しかけ、患者さんは看護師さんから話しかけられたので答えています。実は看護師さんは、夜勤者から「患者さんは、強い痛みなのに痛み止めの薬を飲むことを嫌がりました。その理由がわからないので、じっくり話を聞いて欲しい」と申し送られたのです。痛みを感じながら過ごしていると呼吸が

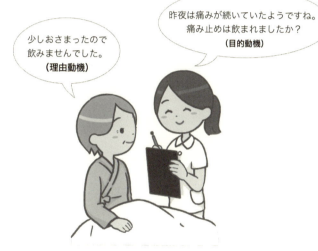

速くなり、身体に負担をかけます。気持ちも暗くなってきます。痛みの強弱はあるでしょうが、強い痛みを感じた場合は我慢して欲しくないのです。しかし患者さんにもそれなりの理由があるのでしょう。看護師さんはこのような主題をもって患者さんに話しかけるのです。主題が解決できるまで看護師さんはさらに患者さんに働きかけることが予想されます。

看護師さんは患者さんを助けたい。患者さんは看護師さんに助けてもらいたい。両者のこの関係のなかで、患者さんは看護師さんの優れた働きかけを期待しているといえます。患者さんが答えられた"今・ここ"において看護師さんはどのように解釈して目標を定めるのか、そしてその理由動機は何なのか、患者さんの〈いのち〉の問題に関わることと言えませんか？ じっくり考えていかなければなりませんが、このような時こそベテラン看護師さんの知識在庫から本書のような形式で（第2節で示しておりますが）「看護の知」を提示することができれば、ということを本書では考えているのです。

第2節　「看護の知」はどのようにしてすくいあげるのでしょうか？

筆者が追体験した文脈に沿って〈主題（問題）・解釈・動機（解決策）〉を見出した時、当事者である看護師さんの立ち位置が明確になってくるといえます。当事者である看護師さんも気

第2章　体験談の分析の仕方

づいていない語りに隠されていた主題・解釈・動機が明らかになると、このような看護状況（時間・場所・出来事）のもとに立たされた時、同じように解釈して動機づけたならば、成功に導かれるという類型化としての「看護の知」をすくいあげることができます。類型化という言葉をもう少し説明しますと、シュッツは以下のような文章を残しています。

　人間の活動はその目的の動機もしくは理由の動機を表示することによってもっぱら理解可能となるのです。より具体的に言い換えると「私がほかの人の行為を理解することができるのは、自分がほかの人と同一の状況のなかに置かれ、同一の理由の動機によって導かれると
か、同一の目的の動機によって方向づけられるとすれば、私自身も類似な行為をおこなうだろう」と想像できるのです。

　この内容を平たく言い直すと「あなたと同じような状況に私が立たされた場合、あなたがいう理由動機に導かれるとか、あなたがいう目的動機によって方向づけられるとすれば私はあなたと同じような行為をおこなうでしょう」ということです。さらに言い直すと〈あなたと同じような状況に立たされた場合、あなたのいう理由動機や目的動機に導かれる可能性は高い〉ということになります。このような視点から「看護の知」は成立するのですが、II部において看護体験談からすくいあげられた「看護の知」は、ベテラン看護師さんにとっては「当たり前の

知ではないだろうか」と懸念されるような要素をもっています。しかし語られた看護師さんにとっては「納得できる知」であり「やっと理解できた知」なのです。看護師さんは、過去を振り返って内省する時、「看護の心」であり「看護とはなにか」という初心に戻ります。そして"今・ここ"という看護現場に立って、改めて「看護とはなにか」という問いに悩みながらむきあって、すくいあげられた「看護の知」なのです。ですから「当たり前の看護の知」のように読まれるでしょう。この様な「当たり前の看護の知」というものは、いつもはどこかに置き忘れていて、何か問題が発生した時に浮上してくる、そのような「知」なのではないだろうか、と考えています。

Ⅱ部において、筆者が追体験した内容を分析する際には、理論的背景として前述した3つの軸を使用します。この内容が主題であり、解釈であり、動機であるというような書き方は最小限に留めたいと考えています。但し、「看護の知」を示す場合はキー概念である動機を明確にします。

第3節 体験談を考察するうえで重要な2つのポイント

「患者・家族との間主観性」及び「看護師としての役割」について

看護師がなんらかの目的を持って患者さんに看護をおこなう場面、例えば清拭や足浴という

清潔行為や血圧測定・脈拍測定・体温測定というバイタルサインをチェックする行為などがありますが、そこには患者さんの心と看護師の心が交流するという設定が出来上がります。このような場面設定の底には、両者の主観と主観の交流が良好に為されたのか為されなかったのかという相互作用の問題があります。患者・家族さんと看護師間の相互作用は、互いの主観と主観の交流というように置き換えると間主観性と言い換えることもできます。看護師は患者さんに対してどのような働きかけをするにしてもコミュニケーションをとりながらおこないます。初対面の時はお互い緊張している場合もあるでしょうが、人間対人間の看護をおこなう際の基本的な問題として「間主観性の問題」は重要なポイントと考えられます。

しかし常にコミュニケーションが順調におこなわれるとは限りません。

※注2　間主観性及び間主観的意味の世界

一般に様々な個人に（特に認識上）共通するものにかかわるカテゴリー。人間は日常生活において他者の存在を自明とみなしている。人間は、他者もまた意識や意志や欲求や情緒を与えられた、基本的に自分と同じような人間であるという自明な仮定にもとづいて推論し、行為する。たえまなく経過しているわれわれの生活経験の大半は、次のような確信をもつ。すなわち、互いに関係を結んでいる人間たちは「正常な」状況のもとでは原理上すくなくとも互いにうまくやっていける程度には「理解」し合っているという確信を確証し強化する。間主観性とは以上の内容であるが、このような互いに理解し合っているという確信に意味を持たせる世界を間主観的意味の世界という。（シュッツ 1980: 361）

次にシュッツは、「行為の社会性」を問題に挙げていますが、それは言い換えれば「看護師としての役割は果たされたのか否か」という問題です。看護師と患者さんという関係から考えた場合、患者さんが看護師から受けた看護行為をどのように感じたのかという視点は、看護師側に立って考えてみれば自分のおこなった思惟(しい)や行為が患者さんにどのように受け取られ、私の看護師としての役割は果たされたのかという視点といえます。「患者さんの満足度」に関する内容となりますが裏と表の関係です。看護行為自体は観察できますが、「患者・家族との間主観性（相互作用）」と「看護師としての役割」については観察してわかるものはありません。体験談の分析を詳細におこなうなかで見えてくる事柄といえます。

この2つの視点は言ってみれば裏と表の関係です。看護行為自体は観察できますが、「患者・家族との間主観性（相互作用）」と「看護師としての役割」については観察してわかるものはありません。体験談の分析を詳細におこなうなかで見えてくる事柄といえます。

Ⅱ部　看護体験談の紹介と分析・すくいあげられた「看護の知」

談を話していただいた看護師さんは、皆さん臨床経験は10年以上です。まず各章における第1

※注3 倫理的配慮と面接方法

倫理的配慮

本研究は私が勤務していました某私立大学の研究倫理委員会の承認を得て実施しました。倫理的配慮、面接方法は以下のとおりです。

研究協力者には筆者から研究の主旨、またそのことによる不利益が生じないことを書面と口頭で説明し了承を得るとともに研究の公表についても承諾を得ました。また提供事例の匿名性を確保するとともに収集したデータは厳重に管理しました。

面接方法

面接は、2014年3月に1週間かけておこないました。プライバシーが保てる場所において面接をおこない、了解を得たうえで面接内容をICレコーダーにより録音しました。看護師の勤務歴が10年以上、研究に賛同を得られた7名に対して「今までの看護実践を振り返って、心に残る体験・後悔する体験を思い起こして語っていただきたい」とお願いしました。1人に対して約1時間から1時間20分面接をおこないました。

体験談の分析を行う前に、研究協力者と筆者が意味解釈した内容を研究協力者に提示して、誤った理解や矛盾している点について意見を求めました。一部筆者の誤解があったので訂正をおこない、その後全員の了解を得ることができました。

インタビュー※注3の際、研究協力者である看護師さんが過去の出来事を思い出して語る時は、その出来事に意味を与えながら話していると考えられます。

この体験談の分析は次のようにおこないます。まず、意味づけされた体験談を筆者が追体験して意味解釈します。そして、その内容を当事者である看護師さんに提示して、筆者が誤った理解をしていないかどうか、そして矛盾した内容の有無について意見を求めました。

では第3章から看護体験談のインタビューをおこなった7つの事例を紹介いたします。体験

節でインタビューした内容、体験談を紹介します。第2節では第1節の体験談を筆者が追体験した内容から〈主題、解釈、動機〉という3つの軸を意識しつつ分析をおこないます。最終的に体験談の分析からすくいあげられた「看護の知」を紹介します。第3節では看護師の「主観的な意味の世界」について第1項に「主観的な意味の世界」と「看護の知」について、第2項では「患者・家族との間主観性」及び「看護師としての役割」について記述します。

第3章

痛みを訴える患者さんの事例

患者の強い痛みを理解できなかったA看護師の事例

第1節　A看護師の体験談（35歳、看護師歴15年）

〈看護学校を卒業後、4年目ぐらいに出会った60〜70歳の男性患者X氏についての体験談〉

筆者　印象深い体験談があったらお話しいただきたいです。

A看護師　緊急で入って来られた患者さんのお話をします。

筆者　何歳ぐらいの方ですか？

A看護師　60〜70歳ぐらいの方でした。とりあえず痛がっているので病棟に来られました。ナースステーションに近い個室がなかったのでナースステーションから離れた二人部屋に入院してもらいました。日曜日だったので精密検査ができずレントゲンだけ撮りました。結局、翌日精密検査したら胆管がんか何かで急に痛くなったということでした。だけどXさんは1週間後に

亡くなられました。入院時はレントゲンを撮っただけではわからなかったので、私は「そのうち良くなります」とXさんに話していました。鎮痛剤で治まると思っていたんです。私は入院したその日だけXさんを受け持ちました。

筆者　そうだったんですか。

A看護師　だけどXさんを解剖してみたら大きな結石がみつかって。どうしても休日だとマンパワーも少なくて、Xさんは痛くて暴れていたので抑制して状態をみるしかなかったんです。亡くなられた時、けっこう険しいお顔でした。Xさんの訴えを聞いてあげて「何か他の方法をとって欲しい」と医師に報告すべきでした。

筆者　そうですね。

A看護師　家族のかたも来られていましたが、もうひとつ解っていなかったように思います。他の病院で1〜2週間入院して退院したところだったようです。亡くなるまで体動が激しかったので抑制をしました。

筆者　お話はできましたか？

A看護師　痛いと話していました。身の置き所がないぐらい痛かったんだと思います。

筆者　悔やみますね。

A看護師　私が最初に接した看護師だったので、Xさんの気持ちがわかってあげたらよかった

と思います。「大丈夫」というかかわりではなくて。

筆者 いつごろのことですか？

A看護師 10年ぐらい前。

筆者 亡くなられた時の顔を思い出しますか？

A看護師 穏やかに見えていた時の顔を思い出します。「痛い痛い」というあのお顔に替わってみえます。Xさん、私のことを痛みのわかってくれない看護師だという風にみていたのかもしれない。辛いです。私も好きで抑制をしたわけではないので。

筆者 このことは何かのきっかけになりました？

A看護師 このことがきっかけのかわりかもしれませんが〈疼痛の看護〉について学習しなければならないと思って学習しました。がん性疼痛は普通の痛みではなく呼吸抑制があることとか、まずどのような患者であっても「痛い」と訴えられたら〈信じてあげないといけない〉という鉄則があるってことがわかりました。あ〜信じてあげないといけないんだと思いました。うまく対応できなかった自分をしょうがないという気持ちもあったけれど、尋常ではないと医師に言うべきでした。

筆者 自分を叩いてしまう？

A看護師 う〜ん、それよりもそこで学習したことは今後に役立てたい。痛いと言われた時そ

の部位を触って、痛みの質や疾患を考えて我慢できる痛みなのか確認して、ずっと我慢できないと言われたら医師に報告して検査などを考えてもらうようにしたいです。痛みをとってあげて楽にしてあげたい。楽になったら嬉しいですね。

（この話に区切りがついた時、A看護師が語った内容）

学生時代に実習で関わった患者さんに足浴をおこなって「気持ちいい」と言われた。その方は60代ぐらいの女性だったんですが笑顔で「あなたが一番好き」と言われ、嬉しかった。名前も憶えている。私が死んであの世であの方に会った時、やはり「あなたが一番好き」と言われるように頑張っていきたい。

第2節　A看護師の体験談の分析（追体験の内容は111頁）

痛みを訴えるX氏が休日に入院されました。X氏を受け持つことになったA看護師にとっては新たな仕事の始まりです。担当医師は鎮痛剤で様子をみようという方針でしたが翌日検査をしてみると胆管がんが疑われました。A看護師は、入院当日、〈X氏の痛みは徐々に緩和されるだろう〉と解釈しました。X氏の暴れるほど痛いという気持ちを配慮する対策はとられなかったのです。

その後、X氏は1週間で亡くなられました。A看護師にとってX氏が1週間後に亡くなられたという事実は、強いショックでした。この新しい出来事の展開はA看護師にとって、もはや「与えられた仕事」ではなく、患者さんが「痛い」と訴えたのに「受け流してしまった」私の態度について反省するという、自分の問題として向き合う「内発的な主題」へと変化しました。A看護師はX氏の医師の治療方針――鎮痛剤で様子をみよう――を打ち破って医師に問題提起をするべきだったと深く反省するのです。

振り返ってみると、X氏はA看護師に言葉で強く批判はしませんでした。だからよけいにX氏の気持ちはどうだったのかと思い巡らすのです。そして、どうして自分の問題として思えなかったのかと後悔します。A看護師とX氏との間主観性において互いに理解し合うという交流は得られず、結局X氏は誰からもその痛みを共有されずに孤独のまま亡くなったのだとA看護師は悔やむのです。

A看護師は思うのです。「今後、患者さんから痛いと言われた時（患者さんの目的動機は私の理由動機です）、その部位に触って、痛みの質や疾患を考えて我慢できる痛みなのか我慢できない痛みなのかを確認して、医師に報告することをしなければならない。患者さんの痛みをとってあげて、痛みから解放してあげたい（患者さんに対する私の目的動機）。患者さんが楽になって穏やかな表情に変わっていったら本当に私は嬉しいです」。

この体験からA看護師の主観的な世界には、以下のような「看護の知」が新たに得られたのではないかと考えます。

> **Nursing Knowledge 「看護の知」**
>
> 患者さんが"痛い！"と訴えた時、その言葉を信じて痛みから解放することを目標（目的動機）に看護をおこなう。なぜならば、患者さんは「この痛みは誰もわかってくれないのだ」と、1人孤独のなかで苦しむことになるからである（理由動機）。

第3節 A看護師の「主観的な意味の世界」について

第1項 A看護師の「主観的な意味の世界」と「看護の知」

10年前のA看護師の主観的な世界における知識在庫には、専門の知としてレントゲン撮影で異常がなければ鎮痛剤を服用して経過を見ていたら大丈夫という知識がありました。しかしX氏の場合、この状況が1週間継続されたのです。X氏は猛烈な痛みを訴えるのですが、A看護師は検査して大きな異常はないのだから鎮痛剤さえ服用すれば、いつか治まるだろうと考えて

いました。しかしX氏は亡くなられた。患者が猛烈な痛みを訴える。鎮痛剤はほとんど効果がみられない、このような患者の看護を経験していない場合でも、この状況は問題であると行動を起こす看護師はいるでしょう。しかし、A看護師の意識には、この状況のなかで問題は立ちあがらなかったのです。どうして問題が立ちあがらなかったのかと振り返ってみると、A看護師は「疼痛の看護」についての知識不足が原因だったのだと思うのです。自分の無知を認識するという心境ですが、今まで寄りかかっていた「レントゲン撮影で異常がなければ痛みはそのうち治まるだろう」という知識は当然にして破棄されました。今までの知識は新しい体験によって疑われ、そして破棄され、今やそれに代わって新しい知識、前述した「看護の知」が手に入り、A看護師の知識在庫に沈殿することになったのです。この「看護の知」はベテラン看護師さんにとっては〈当たり前の看護の知〉のように読まれると思われます。しかし、患者さんの気持ちを探りながら看護をするという基本線を示していると理解できます。

A看護師は11年前の体験を思い出すたびに、「激しく痛みを訴える患者」になにもせずに放置してしまったという深い後悔の念が湧き上がります。看護師としての役割を果たせなかったという思いが心を満たします。「後悔、先に立たず」です。そして常にA看護師は「痛みを訴える患者さんの看護」をおこなうことになれば、あの時とは違う対応をしようと強く思うのです。24歳の時に経験したあの状況からたくさんのことを学び、それは成果としてA看護師の知

識在庫に沈殿されています。35歳の今、あの時と同じような状況に立たされたならば24歳の時に得られた知識を総動員して患者に対応しようと思うのです。

第2項 「X氏との間主観性」及び「看護師としての役割」について

X氏はただ痛くてたまらない。休日なので大きな検査はできないと言われ、レントゲンを撮っても異常は見つからないと診断されます。X氏は原因のわからない痛みに苦しめられることになるのです。原因がわからないということは、治療ができないということと一緒です。医師は鎮痛剤を処方するだけです。X氏は誰からもこの激痛を理解されないという孤独の時間を過ごすことになったのです。A看護師とX氏は話す時間もあったようですが、二人の間主観的な世界では互いの主観は交差せず平行線をたどるのみでした。しかしこの時、A看護師が回顧的に推測しているように「X氏は、速く痛みを無くして欲しいとそればかり考えている。このまま痛みが続くのならば自分はここで死ぬのかもしれないと思っているのでは？」と考えたならば状況は変わっていたでしょう。X氏の主観的な世界をみようとしなかった私の態度に問題があったとA看護師は内省しているのです。

次に看護師としての役割、A看護師の思考や行為がX氏との関係においてどのように形成されたのかという視点を考えてみます。「レントゲン撮影で異常がなければ痛みはそのうち治ま

るだろう」という知識にA看護師は依存していたために、X氏に対して適切な看護を提供できず、望ましい影響は与えられなかったといえます。X氏が激痛に苦しんでいるという観察はできていますが、その時のX氏の主観に注目しない（X氏の痛みに対する意味づけ）というちぐはぐな状況では、他者「理解」が漠然として曖昧になっています。A看護師はしっかりとX氏の心と体の両面を理解していなかったといえます。しかしこのような深く心に残っている体験をA看護師は、勇気をもって話してくれました。そして新たな「看護の知」をA看護師は見出すことができました。不成功に終わった看護実践をA看護師のように振り返って反省する、そして自分に不足していた看護の知識を学習する、そういう態度が今後の看護に生かされるのだと考えます。

第4章

とっつきにくい患者さんの事例

寡黙・孤独である患者との粘り強い関係づくりをおこなったB看護師の事例

第1節　B看護師の体験談（30歳、看護師歴10年）

〈看護学校を卒業後、4年目に受け持った76歳ぐらいの男性Y氏についての体験談〉

筆者　今まで看護師のお仕事をしていて印象に残っていること、例えば達成したこととか失敗したことなど、そういうお話はないですか？

B看護師　失敗したことはすごく思い出します。達成したことなどは少ないですね。一番印象に残っているのは、6年前に亡くなられた患者さんのことですね。心臓と腎臓の悪い人で透析療法をしていた人です。

筆者　何歳ぐらいの方でした？

B看護師　76歳ぐらいの方でした。

筆者　76歳ぐらいの方で病状としては末期のほうでした。私の受け持ち患者さんだったん

筆者　亡くなられたその日ですが、朝の体調はそんなに悪くなかったんです。透析に行く時間になったとき、私はたまたま他の患者さんのトイレ介助をしていて、迎えも他の人が行ってくれたんです。それでYさん帰ってきたなとわかってたんですがなかなか部屋に行けなくて、さあ今から行こうかと思っていたんですが……本当に変して亡くなったんです。透析から帰った時にすぐに行こうと思っていたんですが……本当に残念でした。

B看護師　早く部屋に駆けつけていたら助かりました？

筆者　いや〜難しかったと思います。モニターをつけようとした時にショック状態でしたから。

B看護師　Yさんのことを思い出すとしたら、どんなことを思い出します？

筆者　もともと喋る人ではなく、家族もあまり来なくて寂しい人でした。食事の時に声かけしたら、気分の良い時だけ返事をするぐらいで。でも看護には色々工夫をして食事介助の後、冷たい水で口腔ケアをおこなうと喜ぶ人なのでいつも冷たい水を用意して、口腔ケアをおこなったり。また食事がいったん食べられなくなったけど働きかけで食べられるようになったり。いい関係がもてたなぁ〜と思った時に亡くなられて。致しかたないという気持ちもありますか？

筆者　終末期の方だったので、致しかたないという気持ちもありますか？

B看護師　そうですね、もともと急変する可能性はありましたから。その日はちょうど、重症部屋を受け持っていて。Yさんとの関係が築かれた時期だったので残念でたまらなかったです。Yさんがうちの病院に入院して1ヶ月で関係づくりができて、2ヶ月で打ち解けて、3ヶ月で亡くなられたんです。

筆者　YさんもB看護師さんが側にいてくれたらと思ったかもしれません。

B看護師　う〜んそうですね。家族は私の病棟に入院した時に来たぐらいで、亡くなった時も霊安室には行かれませんでした。Yさんは私がこうしましょう、ああしましょうっていうと拒否せずにおこなってくれました。髭剃りした時、出血させたんですが怒らなかったです。許してくれました。だけど話しかけても返事をしなかった事もあって、部屋に行くのが嫌な時もありました。家族は面会に来なかったのでYさんは寂しかったと思う。だけど家族が来るとあれはして欲しくない、これはして欲しくないと看護師に要求してくる家族さんがいるんですが、家族が来ないので私とYさんとの間で了解が成立すれば、こちらの提案を実行することができます。家族が来ないことが却ってよかったのかもしれない。

筆者　Yさんというコミュニケーションの難しい方の看護をおこなって、次はこうしたいとか何かありますか？

B看護師　臆することなく誰とでも関係を持つこと、そしてそのことを楽しめるようになりま

筆者　わ〜凄いですね。
B看護師　とっつきにくい人のところに行って笑わせようと思います。
筆者　凄いことですよ、そんなことって。
B看護師　それからは、患者さんとのコミュニケーションはうまくいきました。
筆者　そのあたりが看護のネックですね。
B看護師　患者さんとのコミュニケーションが楽しくないですね。看護師には患者とのコミュニケーションは必須と思う。コミュニケーションがうまくいければ楽しくなります。面白いなと思えるようになる。ベッドサイドに行くのが嫌になるとねー。患者さんのフッと笑う、アッこんな面があるんや、と思うと面白くなるとねー。患者さんのフッと笑う、アッこんな面があるんや、と思うと面白くなりますね。

第2節　B看護師の体験談の分析（追体験の内容は113頁）

Y氏が急に亡くなられた。この事態はB看護師にとってショッキングな事です。Y氏は透析室から病室に戻られた時、すでに急変していたのかもしれないとB看護師は考えます。Y氏は、家族の面会が少なく寂しそうでした。このこと事態がB看護師の心を動かしました。Y氏の人

柄はとっつきにくく難しそうな人でしたが、Y氏に働きかけたいという動機（目的動機）は強くて、入院後1ヶ月で良好な関係が成立しました。その後Y氏が看護師にみせる態度には、声をかけても無視をする等という問題があり、B看護師は病室に行きたくないなあと思う日もありましたが、家族の面会がなく寂しそうな表情を見せるY氏の心を思うと、少しでも心地良く楽しい時間が過ごせるような看護を提供したいと思いました。

少しずつB看護師はY氏と打ち解けて、Y氏に働きかけることが楽しく、看護は順調に進みました。B看護師はY氏を受け持ったことで、頑固な関係づくりが難しい患者さんとも関わろうと思うようになりました。この患者さんを笑わせたら面白いかなと思える自分に変化して、コミュニケーション技術がいかに看護師には必要なのかということがわかりました。Y氏の看護を体験してみて、Y氏を受け持ってよかったと思うのです。

おこなうことが私の看護観なのだとB看護師は考えます。このことを強く意識して看護を

以上の分析から、以下のような「看護の知」がB看護師の知識在庫に沈殿していたのではないかと考えます。

> Nursing Knowledge「看護の知」
>
> 患者さんから無視されて病室に行くのが億劫になった(理由動機)時、患者さんに適した看護を提供する(目的動機)ことによってコミュニケーションの機会が増え、ラポール形成のチャンスが生まれる。

第3節 B看護師の「主観的な意味の世界」について

第1項 B看護師の「主観的な意味の世界」と「看護の知」

看護学校卒業後4年目に出会ったY氏への看護体験から得られた「看護の知」やコミュニケーション技術は、6年経過した今、B看護師の支えとなっています。B看護師にとっては苦手な患者さんに対して、「気分がよければ返事をする、そして頑固」というような、看護師にとっては苦手な患者さんに対して、「気分がよければ返事をする、そして気おくれしないでコミュニケーションをおこない、そしてコミュニケーションを楽しむという境地にまで至っています。そのことを背景にしてB看護師は「患者さんとのコミュニケーションが楽しくなければ看護師の仕事は続けられない」という職業観・看護観が知識在庫に沈殿しているのです。また「看護がうまくおこなわれなくとも患者との関係がうまく運んでいたら、患者さんは看護師を受け

入れてくれる」という患者観も得られました。B看護師がY氏に対する苦手意識から、Y氏への看護を最後まで「与えられた主題」と捉えたならば、ルーチンの看護となりY氏の個性に応じた看護は提供されなかったでしょう。そしてB看護師の知識在庫に、新たな「看護の知」は組み込まれることはなかったはずです。前述の「看護の知」は、患者さんの態度によって看護師の気持ちは左右されますが、やはり患者さん中心に看護をおこなうことが看護師の本来の使命だと訴えています。やはり「当たり前の看護の知」なのです。

看護師は常にどのような患者と遭遇するのか、またどのような患者を受け持つのか、それはいつ、どこで、どういう状況でというように限定されています。そのようななかで「与えられた主題」として看護をおこなうのか、自分の「内発的な主題」として看護をおこなうのか、どちらを選択して看護をおこなうのかについては看護師に委ねられているといえます。

第2項 「Y氏との間主観性」及び「看護師としての役割」について

Y氏は心臓と腎臓の病気に罹患(りかん)して入院され、B看護師が担当看護師でした。Y氏は以前から家族との折り合いが悪くて家族はほとんど来られませんでした。B看護師はY氏の様子から寂しさを感じ取ったことがきっかけで、Y氏に少しでも楽しく生活をしてもらえるような取り組みをおこない、その結果、1ヶ月で関係づくりができて、2ヶ月で打ち解けてもらえたという具合に

二人のコミュニケーションはうまく運びました。時にはとっつきにくいY氏をB看護師は疎ましく思うこともありましたが、Y氏はB看護師が提案する看護については拒否をせずに受け入れてくれました。髭剃りをB看護師がおこなって、出血した時でさえ何も怒りませんでした。Y氏は家族との触れ合いがない分、B看護師との触れ合いを楽しんでいたのではないかと考えられます。Y氏とB看護師との間主観的な世界は互いの主観が交差し合い、楽しく充実した時間を共有するという世界ではなかっただろうかと思います。そのような時間の共有が実現されていたならば、B看護師の看護実践は成功だったといえます。

Y氏に対してB看護師がどのような影響を与えたのかという視点を考えてみますと、Y氏へのB看護師の影響は良好であり、より看護的だったといえます。B看護師はY氏に合わせた看護をおこないながら、Y氏の寂しいという主観にも注目していました。このようなB看護師の態度からY氏は看護を受けながら心地よさを感じていたのではないかと想像できます。話しかけても返事をしない、そしてとっつきにくいという患者との関係づくりに成功したこの体験が、B看護師のコミュニケーション能力を発展させたと考えられます。

第5章

患者さんから叱責を受けた事例

患者からの叱責で我が身を振り返ることができたC看護師の事例

第1節　C看護師の体験談（30歳、看護師歴10年）

〈看護学校を卒業後3年目に受け持った70代の男性患者Z氏についての体験談〉

筆者　強く印象に残っている看護体験等ありますか？

C看護師　今から7年前で、卒後3年目の時に患者さんから怒られたことがあります。

筆者　どのような患者さんですか？

C看護師　70代ぐらいの男性を受け持ったんですが、ターミナル期の方でした。元気な方で入院は1ヶ月ぐらいで早くに退院されました。性格はズバッと言われる方でした。Zさんは私に対してすごく怒られて、師長さんと一緒に謝りに行ったんです。私のどこが悪くて怒られたのか、わからないまま行きました。

筆者 師長さんと行く時、ドキドキしたでしょうね。

C看護師 忙しかったので私の対応が悪かったんだろうと思っていました。卒後3年目でしたから、仕事をこなすことで精いっぱいでした。でも患者さんを怒らせたということだけでもショックでした。看護師という職業が自分にとってどうなんだろうと、仕事中泣いてしまうこともありました。自分としては対応が悪いとは思っていなかったので、このままZさんの受け持ちは続けられるのだろうかと不安だった。受け持ち継続についてZさんに尋ねてみたら「受け持ちをはずすということは考えていない」という返事でした。

筆者 少しはホッとしました？

C看護師 Zさんの家族は、「短気でわがままな患者でごめんなさいね」と言われていましたが、私を怒るということはそれなりの理由があったのだろうと思います。もう少しあったならば、しっかり振り返ることはできたのではないかと思います。今思えば、いくつかの理由をZさんは話していましたが忘れています。ただ強く覚えていることは、Zさんから怒られたことです。その頃は、本当に患者さんとゆっくり話す時間がなかった。

C看護師 急性期の病棟だったんです。振り返ってみると、忙しくて患者さんに親身な対応ができていなかったと思う。細かい配慮が足らないとか、そっけない対応に追われていたとか、

第5章　患者からの叱責で我が身を振り返ることができたC看護師の事例

そういうところをみてZさんは私を怒ったのだと思う。だけどその後、私を必要とする患者さん、家族さんに巡り合いました。がんの手術をして退院して、そして再発して入院という経過を辿り、亡くなられた患者さんです。家族さんが、患者さんが亡くなった後、「Cさんが受け持ちで良かったわ」と言われて嬉しかったです。患者さん本人はそっけない方でしたが、家族さんとはよく話ができました。患者さんとうまく関わっていなければ、このような言葉は聞けなかったと思う。

筆者　若い頃の対応についての苦い体験がやはり、今までの看護にいかされていますか？

C看護師　素っ気ない対応をしていたら、患者にしてみたら「別に見てもらわんでもいい」と患者さんは思うでしょうね。以前勤務していた病院では学ぶこともあったけど、日々の業務をこなすだけということになりやすく、この病院は認知症に力をいれているということを聞いて転職しました。患者さんにとっては同じことの繰り返しですが、日によって表情が違っていたり、あ〜こんなこともできるんだという新しい発見があったり、面白いです。また患者さんの笑顔をみるのが嬉しいですね。あまり笑わない人が、フッと笑ったりすると幸せです。患者さんからひっかかれたりするけど、ちょっとしたことで「ありがとう」とか言われると嬉しくなります。一般病棟の患者さんは退院する時に「ありがとう」というぐらいですね。

第2節　C看護師の体験談の分析（追体験の内容は116頁）

　C看護師は、はじめて自分の仕事ぶりが患者さんに「強く怒られる」ような態度であることに気づかされました。それはC看護師にとっては突然にZ氏から与えられた主題でしたが、Z氏からのC看護師への何らかの目的を持った働きかけ――「目的動機」――だったのではと思うのです。C看護師にしてみれば、Z氏に「怒られた」ことでまったく新しい主題が現れたのです。しかし、残念ながらこの時のC看護師は、Z氏の怒った理由――Z氏の目的動機――を理解できません。私のどのような態度が悪かったのだろうと考えこんでしまいます。そしてZ氏に対する対応と他の患者さんに対する対応との比較をして「Zさんに対する私の対応の仕方はよくなかったのだろうか?」と考えてみますが「そんなことはないはずだ」と思います。

　C看護師は、Z氏の怒ったわけ――Z氏の目的動機――を理解できないでいることについて少しずつ不安を抱くようになりました。Z氏の怒った理由がわかれば自分を正すことができるのです。しかし、Z氏にとって自分の行為の何が問題であるのか、その理由が把握できないので不安でたまりません。私は看護師に向いているのだろうかと疑問が湧いて泣いてしまうこともあったのです。

第5章 患者からの叱責で我が身を振り返ることができたC看護師の事例

そしてZ氏の気持ちをさまざまに解釈してみるけれど「受け持ちをはずすことまでは考えていない」というZ氏の返答からは、やはり怒られた理由はわからないのです。C看護師の心は、悶々とした掴みどころのない気持ちで落ち着きません。色々と考えてみて、「業務の忙しさで十分な看護ができない」しかし「患者への親身な対応が必要」、この問答の "間" を私はウロウロしていたのだという結論にたどりついたのです。そして改めて自分自身の態度を振り返りますが、解決方法は見当たらず転職へと心は傾きました。

新しい病院では、認知症の患者さんをよく観察すると、患者さんのできる力を発見することができるようになって面白いと思えるようになりました。患者さんへの愛情を感じるようになりました。このような経過のなかでこそ看護の手応えを感じることができるのだとC看護師は思うのです。

以上の内容からC看護師の知識在庫のなかには次のような「看護の知」が新たに沈殿したのではないかと考えられます。

> Nursing Knowledge 「看護の知」
>
> 業務の忙しさのなかで患者さんへの親身な対応は難しい。しかし、看護師は患者さんに親身な対応をとらなければならない（目的動機）。なぜならば、患者さんに親身に対応することによってのみ、看護の手応えを感じることができるからである（理由動機）。

第3節　C看護師の「主観的な意味の世界」について

第1項　C看護師の「主観的な意味の世界」と「看護の知」

C看護師は、看護師になって3年目に巡り合った患者さんの自分に対する怒りの態度について振り返りました。その振り返りは、業務に振り回されて、患者さんへの配慮が充分でなく、患者さんが怒ってしまったという振り返りでした。C看護師はその当時自分はどうしたらいいのだろうかという自問自答をしてみましたが、答えは見つからなかったことを思い出します。忙しいから日常業務に没頭して、患者への配慮ができなくなる。看護業務全般にわたって患者中心に看護業務をおこなうべきだということは専門教育課程で学習し、看護師3年目のC看護師の知識になっています。しかし、この体験から、患者中心に看護業務をおこなうとい

第5章　患者からの叱責で我が身を振り返ることができたC看護師の事例

　うことは現実的ではない、理想を掲げているだけではないのだろうかという疑問が湧いてきました。C看護師は「患者中心に看護師は業務をおこなうものである」という知識を手放したくないという思いから「多忙だから患者への配慮ができない、どうしたらよいのだろう」という主題が立ちあがりますが、多忙な業務をおこなっている時には、答えられない問題として意識の周辺に追いやられ、結局この問題は置き去りにされるのです。

　看護師として多忙な看護業務をおこなうなかで、ある時はこの問題に関心を向けたり、また ある時は周辺に遠のいたりしていましたが、「多忙だから患者への配慮ができない」という問題に正面から取り組むのではなく転職することによってこの危機的状況を回避しようと考えたのです。ルーチン化した看護業務は、看護本来の役割──ヒトの命それぞれに畏敬と慈しみを内的契機として始動する行為──を見失っていると解釈できます。「多忙だから患者への配慮ができない」という事態は決して見過ごすことのできない社会的・経済的な問題です。1人の看護師が解決できる問題ではない。C看護師が選択した転職には、このような背景と意味が込められていると考えます。

　C看護師は一般病棟での多忙な看護業務を精いっぱい努めてきましたが、患者さんとの触れ合いは少なかったといえます。転職した病院では、認知症の患者さんとの触れ合いのなかから患者さんの意外な一面をみて面白いなあとか、笑顔をみせてくれて幸せだな〜とか、些細(ささい)な援

助で「ありがとう」と返されて嬉しいな〜という、このような体験を重ねることができました。C看護師は患者との触れ合いによって、看護本来の役割が胸中に芽生えたのではないかと考えられます。そして認知症患者のなかに隠されている人間らしい振る舞いや、人間らしい気配りを見るにつけ、「看護の受け手である人々を包み込む愛情」を抱きながら看護実践をおこなうようになったのです。

前述の「看護の知」は、看護師の基本的な役割を再認識させてくれます。C看護師の体験談からは、ハッとするような学びを得たように思うのです。

第2項　「Z氏との間主観性」及び「看護師としての役割」について

Z氏はC看護師を強く怒りました。その理由をC看護師ははっきりわかりませんでしたが、多分自分の対応が悪かったのだと思いました。そうであればZ氏にとっては、C看護師は問題の看護師だったのです。看護師に注意を与えて自分の態度を振り返ることがZ氏の目的だったかもしれません。言い換えるとZ氏は、勇気をもって若い看護師に自分の態度を見直しなさいと警告を与えたのかもしれないのです。C看護師はZ氏の目的どおり、自分の態度を振り返って「いくら忙しくても患者さんに親身な対応をとらなければならない」という結論に至りました。しかし、残念ながら強く怒られたZ氏との関係は注意を受けたという時点で終わ

ました。C看護師とZ氏との間主観的な世界そのものは注意をした、注意を受けたという関係で終了しています。C看護師は看護師の経験がまだ浅く、患者からの注意を受けて患者との関係改善に踏み込むという対策までは不可能でした。どうして怒られたのかについてすぐには気がつかなかったのです。C看護師とZ氏との間主観的な世界では相互作用による望ましい関係は構築されないまま、そしてC看護師はZ氏に違う印象を与えられないまま関係は途切れてしまいました。

Z氏に対してC看護師の思考や行為はどのように形づけられたのかについて考えてみます。Z氏に謝罪するC看護師の態度は、Z氏に良い印象を与えたといえます。Z氏が、C看護師を自分の受け持ちからはずすことをしなかったことから推測します。しかし看護師本来の役割を果たすことはできず、結果としてC看護師はZ氏から大きな影響を受け、じっくり自分の態度を振り返ることになったのです。

第6章

救急時の患者さんの事例

救急時の患者への配慮不足を後悔するD看護師の事例

第1節 D看護師の体験談(39歳、看護師歴19年)

〈1年前の体験〉

D看護師　緊急外来で働いているんですが、1年前のことです。親指を切断した20代の男性が緊急で外来に来ました。しっかり歩いて来たんですが動揺していました。親指を包帯でグルグル巻いて、そのうえからタオルでおさえていました。

筆者　緊急で来られたので慌てますね。

D看護師　電気ノコギリで親指を半分ぐらい切断していました。検査しましょうということになって私は車椅子に乗ってもらって心電図室に向かいました。あと15～30分後に手術するかたってわずかな時間で検査することになったんです。その時先生が「採血を早くして!」って

言われて。

筆者　あ〜そうだったんですか。

D看護師　その時患者さんは診察室にいたんですが、気分悪いって言いはって。あっもしかしたらこの人倒れるかもしれないと思って、それでもう1人の看護師にストレッチャー持ってきて！って頼んだんです。

筆者　いや〜大変な状況になったんですね。迷走神経反射※注4かもしれないと思って。

D看護師　そのうちどんどん意識がなくなって、私もストレッチャーを取りにいったんですが、届いた時には車椅子からズリ落ちそうになって、ストレッチャーに看護師2人で寝かせました。しばらくして血圧も正常になり、意識も戻りました。患者さんに「大丈夫だから」って声をかけていたのに発作をおこさせて、本当に申し訳なかったんです。でも患者さんのほうがすみませんでしたって謝るんです。こっちこそって。

筆者　患者さんもびっくりしたんでしょうね。このような対応って経験がないと難しいのでしょうね。採血ってそんなにたいしたことはないなんて私は思って

D看護師　そうかもしれないですね。

※注4　迷走神経反射

迷走神経反射とは、強い痛みや精神的ショック、ストレスなどが原因で迷走神経が刺激された際、自律神経のバランスがくずれ、末梢の血管が拡張して血圧が下がり、脈拍が遅くなること。脳血流が低下して失神に至ることもある。採血時に気分が悪化して倒れる人がいるが、これは採血による貧血が原因ではなく、迷走神経反射である。

しまうけど、それは人によりますよね。痛みを伴うことなのだから、患者さんは十分痛いのにそのうえ採血されると思って発作をおこしたんだと思います。患者さんの動揺している気持ちはわかっているのに、先生から「早く採血して！」って言われた瞬間、そんな思いは飛んでしまって。その後、患者さんは2泊3日の入院をされて退院されました。遠方の方でしたので自宅近くの病院に受診することに。

筆者　しかし、大変な経験でしたね。

D看護師　自分としては、患者さんが歩いて外来に来られていたので車椅子に乗せるだけでも機転をきかせたと思っていたんですが。大きなけがをしている人には、何が起きるかわからないので最初からストレッチャーに寝てもらったほうが良いですね。そう思います。こういうことを経験してからわかりました。

第2節　D看護師の体験談の分析（患者をH氏とする　追体験の内容は118頁）

　D看護師の職場に親指を半分切断した男性が救急で搬送されました。片手の親指半分がブラブラつながったまま、H氏は救急車から降りて歩いて救急外来の受付まで来られました。辛いだろうと思い、車椅子に乗ってもらって、医師の診察を受けるまでにバイタルサインや心電図

をとってもらいました。この間H氏の精神的な動揺は強く、検査するよりも〈早くこの指をどうにかして欲しい〉と思っていたと想像されます。H氏にとっては、H氏に対する看護は「与えられた主題」というよりも、痛いだろうと思って車椅子に乗ってもらうという配慮から自然と「内発的な主題——私の主題」に変更されていたのです。

採血をおこなおうとした時、H氏が「気分が悪い」と訴えました。〈患者さんは親指が半分切断され激痛に襲われていたのに今から採血をするといわれて精神的ショックを受けたのだ〉とD看護師は解釈します。すぐに手当をおこないました。H氏にとっては大変な経験です。D看護師は自分の行為を振り返り、救急外来においては、どのような状態の患者さんが搬送されるのかわからないものだとつくづく考えさせられました。今回の体験によってD看護師の知識には以下の「看護の知」がストックされたのではないかと考えられます。

Nursing Knowledge 「看護の知」

救急搬送された患者さんは精神的動揺が強く、痛みに敏感である〈理由動機〉。このような場合は、いかなる問題状況にも対応できるように〈目的動機〉ストレッチャーを用いて護送することが肝要である。

第3節　D看護師の「主観的な意味の世界」について

第1項　D看護師の「主観的な意味の世界」と「看護の知」

　親指を電気ノコギリで半分切断して半分ブラブラとなりながら救急外来の受付に来られました。D看護師は、事故の内容を聞きながら大けがをした若いH氏の精神的動揺を眼前にして「なんとかしなければ」という主題が意識に立ちあがったのです。尋常ではない激痛を隠すかのようにしっかり歩いて来たH氏に、今から検査を受けたり診察を受けたりするうえでせめて車椅子に乗っていただいて体の負担を少なくしようと思いました。このような思いや配慮から、H氏が受付に来た時点で患者の問題はD看護師の主題となったのです。
　緊急状態で病院に運ばれた患者に対して、その場にいる医療従事者は患者の身体的問題は「自分に与えられた主題」というよりも、患者の凄まじい状況を眼前にすれば自分の「内発的主題」へと自然と変更されるのではないかと考えられます。自分の内発的な主題として取り組む医療従事者のその姿に人々は感動するのでしょう。D看護師も同じように自分の問題として、患者の激痛を癒したい、その後の手術の段取りをミスなくおこないたいと考えました。
　D看護師は「このような緊急の状況では何が起きるかわからない」という緊迫感を抱きつつ

患者さんに対応していましたが、医師からの「早く採血して！」という指示にH氏の気持ちを顧みず、また今のH氏の状況も認識しないままに採血室へ向かったのです。この点を振り返って深く後悔しました。迷走神経反射については理解していたのですが、H氏がその発作を起こしたことにショックを受けます。このような後悔、振り返りから前述した「看護の知」が発生しました。D看護師は今勤務されている看護師さんであればご存じな「看護の知」なのかもしれません。救急外来で回の体験から初めて気がついたことなのですが、このような身近な事例はたくさんあるのではないかと考えます。

第2項　「H氏との間主観性」及び「看護師としての役割」について

H氏とD看護師との間主観性の世界においては、共に同じ問題を解決しようという意識が確立していたと考えられます。同じ方向を目指しているH氏とD看護師は、共に緊張の世界にいます。H氏にはD看護師の思いが伝わり、採血する前に勝手に意識をなくしたことについてD看護師に迷惑をかけてしまったのだという思いから謝ったと考えられます。またH氏は、意識をなくし車椅子からズリ落ちた時に、2人の看護師によりストレッチャーに移され安全を確保された点についても感謝の気持ちを抱いていたのかもしれません。

D看護師の場合は、H氏の表情から主観的な世界が垣間見られます。救急外来で勤務していると同様の状況の患者さんに遭遇しますので、緊迫感を抱いている患者さんの気持ちは想像できます。このようななかでD看護師はH氏におこなった看護実践についての自分の失態に気づくのですが、H氏は蚊帳の外です。「食い違い」「不一致」の世界です。「食い違い」「不一致」という現象は医療の世界では多く生じていると考えられます。このような社会的事実を鑑みると、ひとつひとつの看護実践を振り返り新たな類型としての「看護の知」の獲得が期待されているといえるのではないでしょうか。

第7章

終末期における看護の事例①

終末期の患者にベストな外泊時期を逸したE看護師の事例

第1節 E看護師の体験談 (30歳、看護師歴10年)

〈8年ぐらい前の体験です(21歳、看護師になって2年目)。〉

E看護師 40代の男性Kさんが末期がんで、他病院で放射線治療や抗がん剤の服用をしていたんですが効果がなく、最後の砦として当院でのハイパー・サーミャ(温熱療法)の治療を希望して転医されました。入院当初、「病院のほうがいいわ」と外泊を拒否されたんです。外泊はしたかったらするんだな〜ぐらいに私は思っていました。奥さんも外泊は希望していたんですが。

筆者 あ〜そうだったんですか。

E看護師 性格は大変気丈な人で、弱いところを人にみせなかったです。誰にも弱音をはかなかった。末期がんの方なので悪くなるということはわかっていましたが、若かったので当院の

ハイパー・サーミヤに希望をもっていたように思う。しかし、Kさんは入院数ヶ月後に亡くなられました。娘さんも妻も若くて将来に希望を抱いていたんー」と後悔していました。Kさんとは、症状がどんどん悪くなり外泊もできなくなった時に話し合うことができました。「あの時に帰ればよかったー」と後悔していました。

筆者　入院当初は外泊を拒否していましたね。

E看護師　外泊ができなくなってからそんなこと言われても……もっとアプローチしておけば良かったって思いました。もっと早い時期に話し合いができていたら外泊はできたのかな。Kさんは身のまわりを気にしなくなっていた自分を娘にみせたくないという気持ちもあったのか、娘さんに面会に来なくてもいいと言っていました。奥さんは来ていたように思いますけど。

筆者　痛みに対してはどうでしたか？

E看護師　痛みに対しては「これぐらいだったらまだ我慢ができる」と言われていましたけど最期の時は、痛い時には痛いと訴えることはできていたように思います。他院からの転医だったんですが考えてみると、ずっと外泊していなかったのではないかと思う。家に帰ったら妻や娘に迷惑をかけるのではないかという不安があったようです。今までずっと家族には迷惑をかけていないという考えがあったようです。働いている時からのことですが。

筆者　もしKさんのような方が入院された場合、どのような対応が良いと思われます？

E看護師　入院当初、Kさんが言われた「病院のほうがいいわ〜」と言った後の言葉かけを今ならおこなうことができます。患者は家に帰ってから不安を抱くので、医師とも話し合って事前に情報を提供することはできますね。終末期の患者の場合、日常の環境におかれたほうが心が安定すると思う。だけど、看護師に言えない患者もいるので表情の読み取り言葉づかいから患者の思いを推測したい。

第2節　E看護師の体験談の分析（追体験の内容は120頁）

〈K氏の話が一段落した後に、E看護師が語った内容〉

Kさんのことがきっかけで、緩和ケアについて考えるようになった。患者と自分との距離が近くなったら患者と話す時間を持って、患者の要求や思っている事、例えば患者さんがやりたいことや辛かった時の話などを引き出したい。そして足がむくんで痛いならば足浴をおこなう、痛みを訴える患者さんには、逆算して頓服を用意するなどをおこないたい。

K氏の「家にいるより病院のほうがいいわ」という発言に、K氏は外泊する気になったら外泊するのだろうとE看護師は解釈しました。そこには何の問題性もなく、E看護師は軽く受け止めていました。K氏と妻は、K氏が末期がんであることは知っていましたが、当院の最新の

治療を受けにきたのだからと将来への希望を抱いていたのです。若い家族には、末期がんと宣告を受けていても「死」は身近に感じられないのかもしれません。そのように将来への希望を抱いているK氏夫妻を静かに見守ることが大切だとE看護師は解釈しました。しかし、それから数ヶ月後にK氏は亡くなられました。

8年が経過した今でもE看護師は〈K氏が治療の効果なく数ヶ月後に亡くなられた〉ことを忘れていません。K氏は家に帰ることができなくなった時、「あの時に家に帰ればよかった」と後悔し、弱音を吐いていました。早い時期にK氏と話し合い、私が外泊を勧めるべきだったとE看護師は悔やみます。E看護師の主観的世界には〈K氏と外泊について話し合いをしなかったことが口惜しい〉という主題が残っています。K氏が「病院のほうがいいわ～」という発言をした時、E看護師はまったくK氏に働きかけなかったというよりも声かけができなかった。どのような言葉を用いたらよいのかわからなかったのです。

K氏の「あの時に家に帰ればよかった」と後悔する言葉の裏には、妻と娘と3人で暮らした馴染みのわが家に帰って傷ついている心を癒したいという気持ちや、癒されることによって死に支度ができると思ったのではないだろうかとE看護師は考えます。また「K氏から私は、外泊したい！という本音を結局は聞くことはできなかったが、患者の想いを表情や言葉づかいから推測して看護師から患者さんに働きかけることは必要だと思います。患者からの働きかけ

を待つのではなく患者の気持ちが推測でき、そのことに自信が持てたら、看護師は患者にアプローチして患者の希望を叶えることが大事。K氏が亡くなった今、この目標は叶いませんが、このような視点が終末期の患者を看護する場合大切」だとE看護師は考えるのです。

この体験談の分析から以下の「看護の知」が、E看護師の知識在庫に沈殿したのではないかと考えられます。

> **Nursing Knowledge 「看護の知」**
>
> 終末期の患者さんの想いを表情や言葉づかいから推測することが大切である（目的動機）。なぜならば、患者さんが抱いている希望をすくいあげ、実現できるようにアプローチする（理由動機）ことが重要だからである。

第3節　E看護師の「主観的な意味の世界」について

第1項　E看護師の「主観的な意味の世界」と「看護の知」

E看護師は、看護師歴10年ですが看護師2年目の時の看護体験を思い出しました。当時の患

者さんとの関わり方は、患者さんへの関心は充分にあるのですが、どのように働きかけたらよいのかがわからない状態でした。患者さんの話を聴くという態度を看護師は、充分備えていなければなりません。さらに重要なことは、聴いた後にどのような働きかけをおこなうかということです。

看護師2年目だったE看護師は、患者さんの話を聴いた後に患者さんにとって充分な働きかけをおこなうことができなかったのです。日々の看護実践のなかで多くはルーチン的な業務といえますが、患者さんの話を聴いた後に患者さんにとって充分な働きかけをおこなうことができているかといえます。

なぜ、K氏は入院当初「病院のほうがいいわ」と言われたのだろうか？ 末期がんと宣告され、さあ今から最新の治療を受けようと思っている時期です。E看護師は、治療を受けることと外泊との関係をK氏の立場で考えてみると色々な推測が頭を横切ります。真実はK氏しかわかりません。しかしK氏に尋ねてみるだけの関係性が出来上がっていません。八方塞がりのなか時間だけが過ぎていき、結局1度も自宅に帰ることなくK氏はあの世に旅立ったのです。この反省から終末期の患者に看護をする場合は、看護師と患者との間主観性に焦点を合わせて充分な関係性が構築されているのかを看護師が判断しなければならないとE看護師は考えるのです。

患者さんが看護師に本音を話さないということは関係性（協力・協同・連携などのパートナー

シップ）がまだ構築されていないのです。E看護師はそのような場合に〈患者の想いを表情や言葉づかいから推測して、患者さんが抱いている希望をすくいあげ実現できるようにアプローチする（目的動機）ことが重要である〉という終末期の看護実践を支える「看護の知」を見出したのです。この看護体験からE看護師は緩和ケアについて考えるようになり、患者さんと自分との間の距離が次第に近くなったならば——別言すれば、はじめのよそよそしい患者との「匿名的」関係が次第に顔なじみの「実名的」関係へと転じたならば——患者と話す時間を多く持って患者の要求などを引き出し、患者に必要なアクション、看護行為をおこないたいと話すのです。

第2項　「K氏との間主観性」及び「看護師としての役割」について

E看護師はK氏との関係において、充分な話し合いができず関係性が構築されていませんでした。そのことが結果的には、看護師とK氏との間主観的な世界において互いの体験を見やるという主観的意識流が同時に流れているという感覚——主観と主観の交わり——を感じとることができませんでした。まだ看護師としては新米の時期ですが、E看護師の主観的な意味の世界にはK氏にたいする空虚な気持ちが残っていたのではないかと察します。あのような看護ではK氏は救われなかったという後悔を、8年経過した今でも、E看護師は忘れずにどこか心に引っかかる体験として残しているのです。

E看護師は、K氏に対する看護師としての役割は果たせなかったことはできなかったのです。今回体験談として話すことによって「患者のほうから本音を話さない場合は、患者の想いを表情や言葉づかいから推測すると良いのではないか」という自分なりの考えを話されています。過去を振り返って反省をおこないその行為に新たな意味づけを与えるという作業をおこなったのです。そしてまた体験談を話すことによって、終末期にある患者がどのような状況の時に自分の気持ちを話せるようになるのかという新たな主題が出現したのです。患者との信頼関係はたやすく出来上がるものではない。それなりの時間が必要です。
　しかし終末期の患者には時間の余裕はなく、その時の患者の要求をすくいあげる力を看護師は備えていなければならないといえます。このような知識が8年前からE看護師の主観的世界に埋没していたと考えられます。K氏のことがきっかけで緩和ケアを勉強するようになったというE看護師の動機づけが理解できたように思います。
　過去の気になる看護体験を振り返り、新たな意味づけをおこなうという作業こそが、わが身に降りかかった難問に光を与え、熟練した看護師として生きていくという指針を得るのではないかと考えられます。

第8章

終末期における看護の事例②

家族の気持ちに応えて終末期にある母親の洗髪をおこなったF看護師の事例

第1節　F看護師の体験談（31歳、看護師歴11年）

〈2年前の体験談〉

F看護師　肺がんの70代ぐらいだった女性の患者さんでした。認知症があってだんだん悪くなっていったけど、娘さんがすごく熱心に世話をしていたんですよ。だからよく話をしていました。娘さんが面会に来た時、お母さんの髪がベタベタだったんです。お風呂には入れないし。身体は拭いていたんですよ。どうしようもなかったけど2年下の同僚に相談したんです。

筆者　あ〜そうなんですか。

F看護師　そしたら2年下の同僚が「髪洗いましょう！　洗いましょう！」って言ってくれた

85

んです。その同僚はいつも私のことを後押ししてくれるんですけどね。娘さんに髪を今から洗おうと思うので一緒に洗いましょうって言ったら、娘さんがそんなことできるんですか！ってびっくりしてました。

筆者　そうでしょうね、髪を洗ってもらえるとは思えなかったんでしょうね。

F看護師　娘さんは髪を洗うところを見たことないですしね。その時も忙しい時だったんだけどスタッフのことなんか無視して「今から髪洗うから業務はできません」ぐらいの勢いで洗髪の準備したんです。洗髪するのも最後だろうと思ったし。髪を洗ってさっぱりしたら娘さんが泣いて泣いて、嬉しかったんですよ。

筆者　そうでしょうね、嬉しかったでしょうね。

F看護師　嬉しかったですね！　本当に嬉しかった！　それから3日ぐらいしてお母さんは亡くなられたんです。看護師になって10年超えたからできたんだと思う。2年目ぐらいだったら怖くてできません。それに上の人からそんなことしている場合と違うでしょうって言われたらできないし。その日は私より上の人、師長がいなかったからできたんです。

86

第2節　F看護師の体験談の分析（追体験の内容は122頁）

患者の娘さんから「お母さんの髪がベタベタに汚れている」と言われました。このことがまずF看護師の主題として立ち現れました。他の看護師が髪の汚れに気がついていたのかどうかわかりませんが、F看護師は患者の髪の汚れについては認知していなかったのです。F看護師が娘さんから与えられた主題は、F看護師にとっては即、内発的な主題となり「髪を洗う」ということを選択しました（目的動機）。今、洗髪をしなければ時期を逸してしまうという緊迫感さえ持ち合わせていたのです。

お母さんに洗髪をおこなうことにしましたが、終末期にある患者の洗髪には多くの危険が伴います。この決定を支持してくれる同僚が必須であるとF看護師は解釈をおこない、2年下の同僚に相談すると彼女は賛同してくれました。F看護師の選択を後押ししてくれたのです。お母さんへの洗髪を3人で無事実践することができました。F看護師はスタッフに負担をかけることがわかっていても看護状況によっては「今実施しなければならないケアというものがある」と考えるのです。

以上の内容からF看護師の知識在庫には以下のような類型的な「新しい看護の知」が獲得で

きたのではないかと考えられます。

> **Nursing Knowledge 「看護の知」**
>
> 終末期にある患者さんの家族からケアの不足を指摘された時、看護業務が多忙であってもそのケアを実践することが望ましい（目的動機）。なぜならば、患者さんの看護に必死に取り組んでいる家族への看護師の誠意を示すことは大切だからである（理由動機）。

第3節 F看護師の「主観的な意味の世界」について

第1項 F看護師の「主観的な意味の世界」と「看護の知」

F看護師は娘さんに対して、「よくお母さんを看られる、親孝行な娘さん」と好感を抱いていたように思われます。体験談の場面設定としては、少しずつ終末期に近づいているお母さんの苦痛を少しでも楽にしてあげたい娘さんを近くから見守っているF看護師さん、というように考えられます。ある時、F看護師に娘さんが「お母さんの髪が最近ベタベタに汚れている」

88

と話されました。この時の娘さんの主題は「母の髪が汚い、どうにかして綺麗にしてあげたい」だと考えられますが、F看護師に「髪を洗って欲しい」という言葉はかけていません。娘さんはお母さんの今の状況であれば洗髪は無理だと考えていたのでしょう。しかし娘さんが洗髪をしてお母さんにさっぱりさせてあげたい、という気持ちを抱いていたことは充分考えられます。娘さんの訴えを聞いたF看護師は即、娘さんの主題が自分の主題となり躊躇することなくお母さんの髪を洗うことを考えました。娘さんの主題がF看護師の主題となり、そしてどのように行動すれば患者さんの洗髪が可能となるのかと解釈をするのです。

「患者さんの髪が汚れているので洗髪をする」このようなことは理にかなっているので看護師は行動を起こしやすいと言えます。しかしこの時の状況は、患者さんが終末期のため洗髪によって病状になんらかの悪影響が出現する可能性が考えられます。そして病棟全体は忙しく、清潔ケアをおこなうだけの人的余裕はありません。それでもF看護師は、患者さんの洗髪に関心を向けたのです。F看護師が抱いたこの関心によって意味ある世界が開かれたといえるのではないでしょうか。患者の洗髪をおこなうという目標を達成するために（目的動機）、F看護師は同僚に相談します。するとF看護師や娘さんが抱いていた主題が今度は2つ年下の同僚の主題となったのです。「やりましょうよ。髪をさっぱりしてもらいましょう」という同僚の発言に勇気をもらい、忙しく働くスタッフを横目にみて、娘さん、F看護師、2つ年下の同僚、

この3人によって患者さんの洗髪が意味のある行為をおこないました。
このようにして3人は共に同じ関心のもとで意味のある行為をおこないました。しかしF看護師はもし今、私よりも職位が上の管理者がいたならば、母親思いの娘さんの願いを叶えることはできなかったであろうと想像します。なぜなら管理者は、重症である患者さんや2つ年下の同僚が私に異を唱えると思うのです。F看護師のこの時の思いは「あの時、娘さんの願いを叶えることに最も優先される看護であると思いました。ベタベタした汚い髪のまま、母をあの世に送り出してしまったという娘さんの口惜しさ、娘さんの願いを叶えてあげられなかったという私の無念さが残ってしまうことは本当に避けたかったのです。母を支え続けた娘さんの最後の願いを叶えることが、私達の娘さんへの精いっぱいの誠意だった」と考えられます。
この「看護の知」は、本当に考えさせられる「看護の知」ですが、F看護師のある種の情熱から得られた「知」といえます。F看護師は常に通常の業務をこなすよりも大事なことが発生すれば、そのことを優先しようという信念のようなものを抱いていたのではないかと思います。
このようなハッと思わせる「看護の知」は多くの看護師さんの「知識在庫」に埋もれているのではないかと推測されます。

第2項　「家族（娘さん）との間主観性」及び「看護師としての役割」について

娘さんから働きかけられたF看護師と娘さんの意識には、母親の「ベタベタに汚れた髪」という両者にとっての共通の主題が立ち現れました。そしてF看護師が選択した看護は、娘さんも巻き込んで「洗髪をおこなう」ことでした。この実践活動において、互いの体験経過を見やることができるというお互いの主観的な意識の流れにおいて、間主観的な鏡映が可能となったのです。娘さんと一緒に2人の看護師は、お母さんの洗髪をおこないながらお母さんへの配慮を忘れずに、そして少しの失敗も許さないという構えをもっておこなったであろうと考えられます。3人の主観が交差しながら、終末期で意識がはっきりしていないお母さんへの洗髪が終了した時に見せた娘さんの涙や感謝の言葉によって、この看護をおこなったことが間違いではなかったとF看護師は納得できました。

F看護師はただ考えるだけではなく、娘さんの訴えにどのように対応するべきなのかという課題に対してある行為をおこなったのです。結果として娘さんに対するF看護師の思考や行為は、娘さんとの間主観的な世界の共有を通して思考や行為が形成されました。眼に見える看護行為の眼に見えない当事者間の「間主観性の問題」と「看護師としての役割」という表と裏の関係は、このような分析によって明示化することができたのではないかと考えられます。

第9章

終末期における看護の事例③

終末期の患者のQOLを尊重したG看護師の事例

第1節　G看護師の体験談（30歳、看護師歴10年）

〈2年前ぐらいの体験談〉

G看護師　患者さんは皆が、回復するわけではないけれど、患者さんが亡くなられた後に家族さんからお礼を言われた時、私は間違っていなかったと思った経験があります。私が働いている病棟はターミナル期の患者さんが多いんです。2年ぐらい前の体験です。乳がんの60代後半の患者さんが入院されて、全身に浮腫があって栄養状態は悪く、でも意識は最期まではっきりされていました。

筆者　ターミナル期の患者さんなんですね。

G看護師　意識がはっきりされていたので、最期までコミュニケーションをとるようにしまし

筆者　あ〜そうなんですか。

G看護師　その方は3人部屋の真ん中のベッドにいたんですが、他のお部屋の窓側のベッドが空いたので娘さんと相談して病室を変更しました。外の景色を見たいと言われていたので。やはり娘さんが来られると笑顔がみられましたね。

筆者　それは良かったですね。娘さんはどのような方でした？

G看護師　大変ていねいにお世話をされていました。とてもセンスの良い方で、可愛いタオルを持って来たり、お香を焚いたり。私は患者さんにお香の香りがわかるのかと思って嗅覚について観察したりしましたけど。この匂いわかりますか？なんて聞きました。

筆者　ターミナル期の患者さんからは私たちも学ぶことが多いですね。どのような看護が今必要なのかと考えさせられます。

G看護師　最期がいつ訪れるかわからないですし。だからどなたにも丁寧に接していきたい。

筆者　この方とは特にどのようなお話をされましたか？

G看護師　患者さんとは娘さんの話をよくしていました。それとお薬のことなんですが、ドロッ

食事は最期までお口から食べられていたので色々と工夫をしました。味がわかるのかとか温度はちょうど良いのかとか聞いてみて。痛みを感じない程度に車椅子に移ってもらったりして。身のまわりの世話をする時間が多くもてたのでよく話すことができました。

第9章　終末期の患者のQOLを尊重したG看護師の事例

筆者　難しいところですね。やはりそういうところは、患者さんにとっては不都合な話ですね。

G看護師　皆が同じようにしていただければ患者さんも安心されるでしょうね。実習生に教えている立場だからよけいに、病棟ができていないことがよくわかりました。その方は1年半ぐらい入院されていて、糖尿病はあったんですが主治医と相談して、食べられなくなったら好きなモノだったら何でも食べてよいという許可をもらいました。間食の許可ももらって、味覚が悪くなってからは娘さんが「昔あんなモノが好物だったわよ」とか言ってくれました。

筆者　1年半、その方が亡くなられるまで看護していたら思いも強くなるでしょうね。

G看護師　この話を始めると泣き出すんです（涙を流される）。あの患者さんにはもっと部屋から出てもらいたかった。車椅子を利用できなければベッドごとでも。

筆者　この方を受け持ってみて何か学ぶことってありました？　もう病気を治すってことはないから、QOL（生活の質）を高めてあ

げることが大事だってことかな？　それとやはり個別性のある看護です。細かいところをわかってあげるというか、その人に接しなければわからないことってありますね、体位交換をとってみても教科書どおりではないから。痛みを感じさせない体位交換の方法だってその人によりますし。

第2節　G看護師の体験談の分析（患者さんをM氏とする　追体験の内容は124頁）

M氏の栄養状態は悪く、少しずつ体力が消耗するだろうとG看護師は入院当初から感じていました。この感覚はM氏に対する看護は自分に与えられた主題というよりも、すでに内発的な主題に変化するという要素が含まれています。

M氏の食事に対する援助については、最期まで経口から食べることができそうなのでどのようにしたら満足のいく食事をすることができるのか、模索しながら援助をおこないました。身のまわりのケアは看護師がおこない、精神に活力を与えるために外の景色を眺められるように病室の変更や可能な範囲で散歩をおこなうなどの気分転換をはかりました。しかしM氏への服薬介助をおこなう時、服用する順番を守るうなどの気分転換をはかりました。しかしM氏への服薬介助をおこなう時、服用する順番を守るよう教育をおこなうことがらない介助者がいたので安心できませんでした。服用の順番を守るよう教育をおこなうことが

（目的動機）必要です。このような統一のない介助は患者や家族に不信を与えかねない（理由動機）とG看護師は考えます。

M氏への終末期の看護を約1年半にわたって実践しましたが、終末期の看護にとって大事なことはその人の「生活の質」を高める、または本人の希望を反映することだとG看護師は再認識しました。患者さんの病気を治すということはできないので（理由動機）、患者さんの希望を充分に反映する個別性のある看護を提供することが必要である（目的動機）ということ、そして個別性のある看護を提供できる看護師やスタッフを患者さんは求めていると理解できたのです。

以上のG看護師の振り返り内容から、そして看護体験談から、以下の「看護の知」がG看護師の知識在庫に沈殿していると考えます。

Nursing Knowledge 「看護の知」

終末期の患者さんを看護する時、患者さんの希望を充分に反映することが重要である（理由動機）。そのためには（目的動機）、援助に関わる全員が個別性のある看護計画に精通することである。

第3節　G看護師の「主観的な意味の世界」について

第1項　G看護師の「主観的な意味の世界」と「看護の知」

　M氏という終末期の患者に接してみて、G看護師はまず自分が何をすべきなのかを見つけていくことから看護は始まると考えました。M氏は、経口摂取が最期まで可能だったので満足のいく食生活ができるように、味はどうでした？　と尋ねてみたり、食べ物の温度に配慮する等の工夫をしました。G看護師は終末期にある患者さんにはていねいな看護をおこないたいと思っています。終末期といえども、何時その最期が訪れるのか確実にはわかりません。だから後で後悔しないため——理由動機——に今、ていねいに看護をおこなう（目的動機）——ことが大切です。しかしG看護師が「ていねいに看護をおこないたい」と思ってもスタッフ全員が同じ気持ちではありません。少なくとも看護師たちは同じ方向を向いていて問題はなかったのですが、他のスタッフは服薬時に他者の援助を求める患者の気持ちを推し量ることが可能なのだろうか、という危惧がありました。この対策としてスタッフたちに服薬の順番を守って患者に不安を与えないことが、いちばんであることを時に触れて話していました。

　G看護師は、終末期の患者は状態に応じての個別性のある看護を求めていることをM氏から

新たに学びました。しかし1人の患者さんの看護を1人の看護師のみがおこなっているのではないのです。全スタッフがなんらかの援助をおこなっているのだから、この患者さんにはこのような個別性のある看護が大切なのだと援助に関わっている者同士が話し合い、歩調を合わせることが重要だと強く思うのです。

この「看護の知」は「当たり前の看護」のように読まれますが、全スタッフが患者さんの個別性のある看護を話し合い実践することが重要と述べています。もしかしたら見落とされやすい、細部にわたっての終末期における「看護の知」ではないでしょうか。

第2項　「M氏との間主観性」及び「看護師としての役割」について

入院当初からG看護師が関わり、死亡退院するまでの1年半、M氏はG看護師から看護を受けていました。M氏は入院当初はまだ自分のことをまずG看護師はおこないました。その点を配慮することはできません。その後次第に病状が悪化してM氏は終日ベッド上の生活でした。その頃には気分転換をはかる看護として、車椅子での散歩や外の景色が見える窓側のベッドに移動するなどの援助をおこないました。このような援助を受けながらM氏はG看護師との間主観的世界において、互いの主観の交差がおこなわれ、心が和らぐ体験があったと考えられます。G看護師の信念である「ていねいな看護」を提供す

るという背景があったからこそ、このような相互作用の積み重ねが可能になったのだと考えられます。
　家族さんの感謝の言葉からG看護師のM氏への看護は間違いではなかったとG看護師は思うのです。
　G看護師の思考や行為がM氏との相互関係においてどのように形成されているかについて考えてみると、終末期にある患者さんが「今、何を求めているのか」という問いを自分に問いながら、そして患者の気持ちを推量しながら看護を企図していくというG看護師の思考や行為は、M氏から高く評価されたといえます。それは看護の基本といえる「人間をどのようにとらえるのか」という思想が横たわっていると考えられます。より人間的な支援がG看護師からM氏に為された結果として、互いの主観が交差するなかで、M氏の個別性のある看護実践が繰り広げられたといえます。

おわりにあたって

1. 考察

　皆さま、7つの看護体験談を読んでみていかがだったでしょうか？「このような話は自分のまわりにはまだまだいっぱいありますよ！」と思われる看護職の方々もいらっしゃることと思います。また、初めて知った話だという方もいらっしゃるでしょう……。書き終わってみて、このような書き方での看護体験談や分析内容から、看護師さん個々の世界が如実に伝えられたかどうか大変気になるところです。書き手の価値観や思いが詰め込まれた看護師像ではなく、あくまでも語られた看護師さん個々の世界を描き出すことが大切なのです。不十分な書き方が多々あったのではないかと思います。この点の感想をいただけると幸いです。
　そして終わりに当たってさらに気になることは、最大のテーマである看護体験談からすくいあげられた7つの「看護の知」が臨床で勤務されている看護師さんに利用可能なのか否かとい

うことです。例えばA看護師さんの体験談からすくいあげられた〈患者さんが「痛い」と訴えた時（理由動機）、その言葉を信じて痛みから解放することを目標（目的動機）に看護をおこなう。なぜならば、患者さんは「この痛みを誰もわかってくれないのだ」と、1人孤独のなかで苦しむことになるからである〉という「看護の知」を読んでみて「何よ！　あったりまえの知じゃないですか。解っていますよ、そんなことぐらい」と看護師さんたちは、とくにベテラン看護師さんは思われるでしょう。そうなのです。すくいあげられた「看護の知」はそのような〈当たり前の知〉もしくは〈ちょっと頑張れば手に届く知〉という性格を帯びているように思います。もちろん、この体験談だからこそすくいあげられた「看護の知」も存在するでしょう。大切なことは、例えば〈当たり前の知〉が「このような理由で実行できなかった」ということを知ることなのです。要するにどのような看護実践を振り返ってすくいあげられたのかということ、その反省の経過を知ることなのです。どこか自分にも思い当たることがあるかもしれません。A看護師さんがおこなった看護実践は絵空事ではなく確かにおこなわれた事、そしてその看護実践を後悔して、転んで得られた「看護の知」なのです。反省するというA看護師さんの態度に対して、私たちは批判するでしょうか？　筆者は学ぶことのほうが多いのではないかと思います。

本書では「後悔している心に残った看護体験」や「患者・家族に喜ばれた看護体験」からす

おわりにあたって

くいあげられた7つの「看護の知」を紹介しています。彼女たちと同じような、または似たような体験をされた場合、どうぞこれらの「看護の知」を利用して乗り越えていただきたいと思うのです。そしてすくいあげられた「看護の知」やその背景となる看護体験談は、看護学生や新人看護師さんにとっては随分と参考になるのではないかと思っております。

7つの看護体験談とその分析内容、すべてを読み終えて今、皆さんは7つの物語を読んだというような感想をお持ちではないでしょうか？「患者さんあるいは家族さんと看護師との心の交流」をテーマとした物語を読んだという具合に……。この物語の背景には看護師が意図した看護実践があります。患者さんの「生と死」という2つの山の中間に佇み、考えあぐねながら時には失敗して「悲しみ」、たま〜に感謝されて「喜ぶ」という心の動揺を、"今・ここ"に立ち現れる「主観的意味の世界」として、ある種の物語として読まれたのです。このような物語は日常体験として日々繰り返されているのだと思います。しかし残念ながらこのような体験を振り返る余裕がなければ、物語として読むことはできません。看護師さんが実行した看護実践を過ぎ去ったものとして終わらせるのではなく、体験として振り返った時に初めてその看護実践に意味が与えられ、1つの物語として浮かび上がらせることができ、そして「看護の知」をすくいあげることができるのです。しかし、忙しい看護業務を実行するだけで手いっぱいの状況では、ルーチンとして看護業務をおこなってしまうこともあるでしょう。「そこには看護師

103

の燃え尽き症候群が待ち構えているのだ!」という名言を聞いたことがあります。看護師さんの心が空っぽになるという落とし穴が待ち受けているというのです。このような厳しい状況で勤務されている看護師さんに、本書のような取り組みに興味をお持ちいただけたら本当にうれしいです。

現実的には、7人の「看護体験談」とその「看護の知」だけでは看護実践への参考としては少なすぎますね〜。看護師さん1人ひとりには必ずといってもよいぐらいの「心に残っている看護体験」が、そして「看護の知」が、その「主観的な意味の世界」に沈殿しているのだと考えています(ただし、臨床経験10年以上の看護師さんの場合と考えています)。どうかたくさんの看護師さんに勇気をふるって語ってもらえたらと考えています。話してもいいよという方がいらっしゃいましたらメッセージをいただけたら有難いです。

最後に本書の研究についてまとめたいと思います。大変に喜ばしいことです。現在、看護研究は様々な分野で多くの研究結果が発表されています。例えば「侵襲の大きい手術を受けた患者を対象に低照度補光を実施し、術後のサーカディアンリズムの調整効果を検証する」という目的をもって研究をした結果、「低照度補光は、侵襲の大きい手術を受けた患者のサーカディアンリズムを調整できる可能性が示唆された」という研究結果が報告されています。術後の看護においてこのような結果は患者のサーカディアンリズムの調整という側面において、貢献さ

おわりにあたって

れると考えられます。しかし、このようなデータを用いて検証するという実証主義的な研究から本書の研究テーマは距離を置いています。本書の研究テーマである「看護体験談を分析して当事者の「主観的な意味の世界」に焦点をあて、そして分析の中から〝看護の知〟をすくいあげる」というこの研究は、看護師と患者・家族との「心の交流」に着目しているのです。いわゆる質的研究のなかでも独特な位置を占めているのではないかと考えています。もう少し詳しくいえば、言語を用いて語られた体験談から当事者の主観的な側面である「間主観性の問題」を描きました。また客観的な側面である、看護師としての役割について検討しました。言語を媒介にして看護師の意識野の内面と外面を描いたのです。そしてさらに当事者の主観的な世界に沈殿している類型化としての知識をすくいあげたのです。

本書は看護師と患者との会話や看護実践のなかで、両者の主観がどのように交わされたのか交わされなかったのかという間主観性を媒介にして、「主観と間主観と客観」という三位一体のシュッツの社会現象学を背景にした物語であり、ひとつの看護理論だと考えています。

2. 理論的背景であるシュッツ理論について

アルフレッド・シュッツという人物について

筆者は社会科学者であり、哲学者でもあるアルフレッド・シュッツの理論を用いて「看護体験談」を分析しています。アルフレッド・シュッツとはどのような人物なのかをまずご紹介します。

1899年、ウィーンに生まれました。第一次大戦後にウィーン大学で社会科学と法律を学びました。大学卒業後、銀行員という職業につくかたわら社会科学者であるマックス・ウェーバーの理解社会学とE・フッサールの超越論的現象学の研究をつづけ、『社会的世界の意味構成』を出版しました。ナチのオーストリア占領によってアメリカ合衆国に亡命しました。1939年に「国際現象学会」の設立に参加し、1943年から、New School for Social Research の講師、後に教授を務めました。1959年、ニューヨークで永眠。享年60歳でした(アルフレッド・シュッツ『現象学的社会学の応用』桜井厚訳、御茶の水書房、1997年)。

生涯1冊の著書『社会的世界の意味構成』は世界の名作100選に挙げられています。

アルフレッド・シュッツの理論とは

　シュッツは社会科学者であり、哲学者です。シュッツの素晴らしい点は、現実におこなわれた出来事、行為といってもよいですが、それらを理解するには客観的なデータ、例えば観察された内容、当事者が話した会話の内容だけではなく、当事者の主観的な側面を知らなければその出来事を理解したことにはならないと考えたことです。人間がおこなった行為について真に理解するには、その人間（当事者）の「生」を置き去りにして、行為を理解することはできないというのです。「当事者の話を聞いたのだから理解できた」というのではなく、語った内容をもう一度吟味してみることで当事者の主観的な世界を知ることが可能であり、客観的な情報と重ねることによってその行為を理解するということです。

　このような考え方はフッサールの現象学に通じるものがあります。シュッツは現象学の創始者であるフッサールを師として尊敬し生涯その志を貫きました。現象学とは……というようにこの本の目的ではないのでかなり端折りますが、シュッツは科学万能のこの世界において、科学の世界とは一段かけ離れた私たちの日常生活が、どのように構成されているのかということを研究テーマにしました。もう少し付け加えると私たちの主観的な世界——「主観的な意味の世界」と言い換えることもできます——もう少し難しく言えばフッサールが見つ

けた人々の生活世界がどのように構成されているのかということを研究テーマにしたのです。要するに、私たちの心を見つめること、そして他者の心も知ろうとすることだと私は理解しています。「私の心」というと私だけの世界と思いがちですが、私の主観的な意味の世界には私のまわりに存在する人々が入り込んでくるのです。家族や同僚、私の場合だと気になる学生などが、毎日入れ替わって入り込んでくるのです。私たちは社会のなかで生きているのですから純粋に1人で暮らすなどはあり得ません。だれかとつながっています。このように考えると私の主観的な意味の世界という言い方よりも、フッサールの生活世界という表現のほうが当たっているように思います。

では人々の生活世界を知ることによってどのような成果があるのでしょうか？　私達は人生を振り返った時に初めて、「経験」や「体験」から知識が与えられていたのだな〜となんとなくぼんやりと自覚することがあると思います。「経験」や「体験」から与えられたこれらの知識は「生活世界の知識在庫」として沈殿しているとシュッツは考えるのですが、通常はエポケー（あたりまえと考える事柄に対しては疑問を持たない態度）していてこのような考えには至りません

※注5　生活世界または日常生活の世界
生活上の実際的な目標を追求している時に出会うさまざまな事物、人間、出来事によって画される、個人の経験の全体的領野。それは、人間が「覚醒」している「世界」であり、人間の生活の「至高の現実」としてあらわれる。（シュッツ　1980: 365）

ん。自然的態度とはこのような態度を指します。シュッツは自然的態度のエポケーをエポケーして（あたりまえの事柄はどうしてあたりまえなのかと、追求する態度です）自覚的に、経験や体験から何を得てきたのかを明確にすることの重要性を訴えるのです。過去を振り返って印象に残る体験を思い出す。そしてこの体験を眺める時に、シュッツのレリヴァンス概念がお手伝いすればリアルに分析することができ、また類型化という「新たな知識」を手にいれることもできるのです。「人々の生活世界を知る」ということの重みを噛みしめながら体験談の分析をおこなうことができるのです。

レリヴァンス概念について

レリヴァンス（relevance）とは、和訳すると関連性とか関心、有意味などと訳されます。現象学の用語でいえば、志向性と同義ですが、今、何に関心を抱いているのかという意識の方向性を示す概念です。例えば「彼女のレリヴァンスはどこに向いているのか？」というように用いることができます。このレリヴァンス概念とは、誰もが持っている、意識の中層の内容（内的時間意識）を、主題・解釈・動機という3つの軸によって把握する概念といえます。本書で用いている〈主題（問題）・解釈・動機（解決策）〉は実はレリヴァンス概念なのです。以下レリヴァンス概念について説明しますが、本論と重なる部分もあります。読んでいただけたらあ

りがたいです。少々難しいお話ですが、現象学は人間の「意識」を扱う学問なのです。シュッツのレリヴァンス概念は主題・解釈・動機という3つの軸を準備しているのでこの概念を用いることで、研究協力者の「語りの脈絡」に則しての「意味の連なり」を判断することができます。そうすると「語り」を時間的、空間的にいくつかの「場面」に区分けすることが可能となりますが、語りの脈絡や語りの内容次第によっては場面の区分けをおこなわない場合もあります。私は、レリヴァンスを探していくうえで、何が主題（主題的レリヴァンス）となっているのか、その主題についてどのように解釈（解釈的レリヴァンス）をして、どのように解決しようとしているのかをみていきます。今立ち上がっている問題を解決しようとする時に動機（動機的レリヴァンス）が現れるのですが動機的レリヴァンスには目的動機、理由動機という2つの動機的レリヴァンスをシュッツは用います。なぜかというと問題を解決するには目標を定める必要があります。目的と言っても間違いはないですね。この目的を定めるにはなんらかの根拠が必要です。私達が仕事上でも日常生活を送るうえでも「あれ？これは何だかおかしいわ」と立ちあげた問題は、ここでいう主題的レリヴァンスは、まったく新しい、今まで聞いたこともないような問題ではないはずです。今までの経験や体験を振り返ってみれば参照できる状況が思い浮かぶような、そのような問題です。そうであれば「……であったから」という理由動機を探求する（解釈的レリヴァンスの働き）ことができます。シュッツは知らず知ら

110

ずに私たちはこのようにして問題を解決しているのだと考えました。現在を起点にして未来と過去が手を結び、問題解決へと導いていくというこの繰り返しを人間はおこなっているのだと理解したのです。

体験談を筆者が追体験（意味解釈）した内容

● 第3章　A看護師の体験談の追体験

休日に、緊急で60～70代の男性が激痛のため入院されました。休日なので精密検査はできず、レントゲン撮影と一般の血液検査をおこなったのですが、Xさんは痛くてベッド上で暴れていました。緊急入院だったのでナースステーションから離れた病室しか空いていなかったため、看護師の眼が届きにくいということで患者さんに抑制をおこないました。医師は鎮痛剤で様子をみるという判断だったのですが、翌日、精密検査をすると胆管がんを疑われる検査結果でした。その後1週間経過してXさんは亡くなられました。胆管がんの疑いはあったけれど、結局私達が考えていた以上にXさんの状態は悪化していたのです。解剖した結果、大きな結石がみつかりました。こんなに大きかったのだから相当痛かったのだろうと思います。私はこの患者さんに最初に関わった看護師です。患者さんが「痛い」と訴えていたのに受け流してしまったの

です。そのころ病棟は看護師不足で忙しかったということもありましたが、患者さんに「レントゲン検査ではどうもなかったから大丈夫ですよ」としか言えなかった私が本当に悪かったです。

Xさんは、速く痛みを無くしてほしいとそればかり考えていたと思います。そしてこのまま痛みが続くのならば自分はここで死ぬのかもしれないと思っていたのでは。どうして私は医師に、鎮痛剤を使っていても患者さんがまだ「痛い」と訴えていることを伝えなかったのかと思うと悔やんでも悔やみきれません。

Xさんは、痛くて身体を激しく動かしていたけれども孤独のなかで苦しみ、悔しがっていたのだろうと思います。Xさんは、緊急入院をする2週間ぐらい前に他医院で胆管がんの診断を受けていて退院したところだったのです。家族は緊急入院して1週間後にXさんの死に顔を見ていると、穏やかに見えていた顔が、「痛くて我慢できない」という私がよくみていたあの顔に変化していくのです。どうしてなのかはわからないけれど、痛みをわかってあげられなかったという負い目があったからなのだと思います。

Xさんの訴えを聞き流して、痛みをわかってあげられなかったこの苦い体験から〈疼痛の看

112

護〉について学習をするようになりました。がん性疼痛は普通の痛みではなく呼吸抑制があるとか、まずどのような患者であっても「痛い」と訴えられたら〈信じてあげないといけない〉という鉄則があることがわかりました。痛みに伴う他の症状がなくても信じることが大切だと教わりました。今度、痛みを訴える患者さんの看護をおこなうことになったら絶対に失敗してはいけないと思います。患者さんが「痛い」と訴えられたらその言葉を信じて、医師に充分伝えてなんとか痛みから解放できるように看護します。

● 第4章　B看護師の体験談の追体験

　Yさんは透析療法を受けていた患者さんでした。その日私は、他の患者さんの用事でYさんを透析室まで迎えに行けなくて代わりに補助婦さんに行ってもらいました。Yさんが病室に帰ってきた時、残念ながら私はすぐに病室に行けなくてYさんのバイタルサインの測定ができませんでした。忙しかったのでもう少ししてからYさんの部屋に行こうと思っていたらYさんの状態が急速に悪くなって、そしてそのままYさんは亡くなられてしまったのです。本当に急なことでびっくりしました。Yさんの透析歴は長く、状態も悪かったので、病室に帰った時には既に急変していたのかもしれません。
　Yさんにモニターをつけようとした途端にショックを起こしてそのまま亡くなられたようで、

助けてあげられなかったという思いが強いです。
Yさんは家族からうとまれていたのか、家族の面会が少ないので寂しそうでした。もともと喋らない人のようで自分の気分がよければ返事するぐらいでした。しかしYさんへの看護は自分としては頑張ったと思います。例えば食事介助の後の口腔ケアの時、冷たい水でおこなうと喜ぶ人なのでいつもYさんには冷たい水を用意しました。Yさんも喜んでくれたと思います。Yさんの体調が悪くて食事が食べられなくなった時も色々工夫をしてYさんは食べられるようになりました。
私にとっては思い入れのある人だった。しかし、Yさんとの関係づくりは他の人と比べれば難しいほうだった。Yさんは、話しかけても返事をしないので無視されたように感じ、病室に行くのが億劫だった時もありました。
家族はYさんが入院した時に病院に来たぐらいで、まったくYさんと会おうとしませんでした。Yさんは、寂しかったと思います。だからずっと楽しい時間を提供したいと思って接していました。
Yさんが入院されて1ケ月ぐらいで関係づくりはできて、2ケ月でお互いが打ち解けたように思います。私がYさんの髭剃りをして誤って出血させた時、Yさんは怒ったりしないで私を許してくれました。こんな体験からYさんとの関わりがどんどん楽しくなっていったんです。

しかし、家族が度々面会に来られる患者さんの場合、患者さんにアレはしないで欲しい、コレはしないで欲しいと家族さんから要求される場合があります。Yさんの場合、家族が来ないので私とYさんとの間で了解が成立すれば私の提案する看護を実行することができる、という私にとっては都合の良い面があります。私がおこなう看護にYさんはあえて拒否はしないので私はスムーズに看護をおこなうことができたのです。Yさんに「こうしましょう」と提案するとYさんは協力的で私にされるがままという感じでした。

Yさんという、頑固なとっつきにくい患者さんと打ち解けた関係づくりの体験が契機となって、Yさんと同じようなタイプの患者さんに対して気おくれしないで人間関係をもつことができるようになりました。楽しめるようになったというのかな～。この患者さんを笑わせたら面白いなとか思うようになって、いろんな患者さんといろんな関わりを持つことができるようになって、Yさんとの体験は今思えば本当に良かったと思います。

患者さんとのコミュニケーションが楽しくなければ看護師の仕事は続けられないと思います。看護がうまくおこなわれなくとも患者との関係がうまく運んでいたら、患者さんは看護師を受け入れてくれます。看護師が「仕事が面白いな」と思えるようになるのは患者とのコミュニケーションが引き金ではないかと思います。反対に患者のベッ

サイドに行くのが嫌になると、看護師は仕事が続けられるのか疑問です。患者さんとのコミュニケーションから患者さんがフッと笑顔になったり、患者さんの意外な面を見られたら面白くなりますよ。

● 第5章　C看護師の体験談の追体験

Zさんは、遠回しに物事を言うのではなく、真っ直ぐに正面から言う人だった。そのZさんから私は強く怒られました。

その時、なぜ怒られたのかその原因はわからなかったけど多分私のZさんへの対応の仕方が他の患者さんと同じだったのだろうと思いました。自分としては、Zさんへの対応が良くなかったのだろうと思いました。自分として特別に悪いとは思っていませんでした。でも私が受け持ちを続けることに対してZさんがどう思っているのかについては不安でした。そこでZさんに私が受け持ちのままでよいのかと尋ねてみると「受け持ちをはずすことは考えていない」という返答で安心したけれど、私を怒るにはそれなりの理由があるのだと思いました。

振り返ってみたら、私は忙しい業務に振り回されて患者さんへ親身な対応はできていなかったと思います。そういうところを見てZさんは怒ったのだと気がつきました。看護師3年目の当時の私は、自分に与えられた仕事をおこなうので精いっぱいで自分が患者さんにどのように

おわりにあたって

対応しているのかなど振り返る余裕はなかったのです。しかしZさんを怒らせてしまったことについては、自分はどんな態度でZさんに接していたのかと思うとショックでした。知らず知らずのうちに、患者さんを怒らせるような態度をとっていたことについて、恥ずかしいと思いました。どうしたらよいのかと対策を考えてみましたが何も思い浮かびません。そして私は看護師に向いているのだろうかといった疑問も湧いてきて、自信を失い、仕事中に泣く時もありました。

私が患者さんに愛想のない、あなたには関心を持っていないというような態度を示していたら、患者さんが「あなたに自分の世話をしてもらおうとは思わない」となるのは自然なことだと思います。だから看護師は、そのような態度をとってはいけないと思うのです。前に働いていた病院では、看護全般について学ぶことができましたが忙しくて日々の業務をこなすだけで精いっぱいでした。患者さんへの配慮が難しかった。そのような病院にあまり魅力を感じなくなった時に転職を考え始めたんです。転職した病院は、認知症に力を入れているということを聞いて面白そうに思って働いてみようと思いました。

この病院で、毎日の患者さんの病棟での過ごし方をみていたら患者さんにとって同じことの繰り返しかもしれないけれど、日によって患者さんの表情や行動に異なる点がみえてきて、あ〜この患者さんはこんなこともできるんだという新しい発見があって面白いです。なにより

も患者さんの笑顔をみるのがとても嬉しい。あまり笑っていない患者さんがフッと笑ったりすると、笑ってくれて幸せだな〜と思います。患者さんからひっかかれたり、噛まれたりするけど、私が患者さんになにかしてあげると「ありがとう」と言われて本当に嬉しいです。一般の患者さんたちが看護師に「ありがとう」というのは退院する時ぐらいだから心の交流のようなものはなかなか実感できないですね。

● 第6章　D看護師の体験談の追体験

手の親指を切断して半分がブラブラつながっている状態のHさんが、緊急で外来に来られました。その指を両手で覆いながら歩いて外来まで来られたので、痛みで辛いだろうと思って車椅子に乗ってもらって急いで搬送しました。診察室に着くまでに、バイタルサインや心電図をとったりしていました。Hさんは精神的な動揺が強く、無理もないと思っていました。

15〜30分後には緊急手術をすることになったんです。術前の血液検査を受けて手術できる状態なのか判断しなければならず、そのために医師から早く採血してと、催促されました。私はHさんを乗せた車椅子を押して採血室へ向かいました。するとHさんは「気分が悪い」と訴えられたんです。迷走神経発作かもしれない、大変なことになるのではないかと慌てました。Hさんは診察室にいたので医師

に見てもらって急いでストレッチャーを取りに行きました。診察室に戻るとHさんは、私が推測していたように車椅子に乗ったまま「けいれん」をおこし意識がない状態でした。すぐに車椅子からストレッチャーに移乗して医師にみてもらいました。その後に、意識が戻り血圧も上昇して意識が戻ったHさんは私に「すいませんでした」と謝ってこられましたが、私こそ申し訳ないと思いました。　配慮が不足していました。そしてHさんは緊急手術を受けて3日間入院後、退院されました。　無事手術も終えて退院後は自宅近くの医院で経過をみられるようでした。

　この件を振り返ってみると、私はHさんが歩いて外来に来られていたので、そのまま検査や採血を受けるのは大変だろうと思って車椅子に乗ってもらいましたがそれだけでも機転をきかせたと思っていました。しかし、Hさんにしてみれば指を半分切断してもう半分がブラブラつながっているのはすごい状況で、かなり動揺は強かったと思います。そういう時に採血するという情報をHさんはキャッチしたのでさらに精神的動揺が増強して、迷走神経の過緊張、失神へとつながったのだと考えられます。　親指を半分切断していて痛みも強い状況の時に採血ぐらいと軽く考えていたことを反省します。医師から早く採血をして欲しいと催促されるまでは、Hさんの動揺する気持ちがわかっていて、何がおきるのかわからないという思いがあったのですが、医師からの催促でこの思いはどこかに飛んでしまったんです。

今後、大きな外傷で緊急外来に来られた患者さんは、何が起こるかわからないので外来に来られた時点でストレッチャーに移乗してもらって移送することを肝に銘じておきます。

● 第7章　E看護師の体験談の追体験

40代の男性Kさんは、末期がんのため、他病院で放射線治療や抗がん剤の服用をしていましたが効果がなく最後の砦として当院でのハイパー・サーミヤの治療を希望して転医されました。

入院当初、Kさんは「家にいるより病院のほうがいいわ」と話されていたので、外泊する気になったら外泊するのだろうと、軽く私は考えていました。家よりは病院のほうが安心するのだろうとその時は思っていたのです。

Kさんの性格は気丈で自分の弱いところは人にみせない人でした。誰にも弱音を吐かない人で自分が末期がんであることは知っていましたが、病状が悪くなるという風には考えないで将来に希望を持っていたようです。Kさん自身も若かったけど、娘さんも奥さんも若くて見た目では夫婦ともども将来に希望を抱いていたように思います。

しかし、残念なことにKさんは、入院して数ケ月後に亡くなられました。Kさんの病状はどんどん悪化していったのです。家に帰ることもできなくなった時、Kさんは「あの時に家に帰ればよかった」と後悔し、弱音を吐いていました。外泊ができなくなってからそんなことを言

われてもと、私は困りました。本当にもっと早めに外泊について話し合いをしたらKさんは外泊できたかもしれません。またKさんは病状が悪くなってくると自分の身のまわりを気にしなくなって見た目がだらしなかった。そのような姿を娘さんに見せたくないという気持ちがあったのか、娘さんに面会に来なくてもよいと、本当は会いたいのにそんな電話をしていました。痛みに対しても気丈な人なので「このぐらいだったらまだ我慢できる」というように痛みのコントロールを自分なりにおこなっていましたが、最期のときは痛い時には痛いと我慢しないで看護師に訴えることができていたのでよかったと思います。

Kさんは、他院からこの病院を紹介されました。入院してから1度も家に帰っていなかったように思います。今思うことは、「あの時家に帰ればよかった」とKさんがこぼしていたことを考えると病状が落ちついている時に、外泊についてKさんと話し合っていたらよかったと悔やまれます。もしKさんが、家に帰ったら妻や娘に迷惑をかけてしまうというような不安があって外泊を先伸ばしにしているのなら、こちらから助言して外泊を勧めることができます。入院当初、Kさんが「病院のほうがいいわ〜」と言った後私はそのことに対して何もKさんに言葉かけをしなかったけれど、今なら「本当は外泊したいのではないですか？　外泊することに不安があるのならばお話ししてもらえないですか？　お役に立つかもしれません」という言葉かけをおこなうことができると思います。

一般的に患者さんは外泊への不安を持っているせいで、積極的に外泊しようと思えないのではないかと考えています。そういう時、医師とも話し合って事前に「外泊してこういう事態になった場合こういう対処をして欲しい」等という情報を提供することが大事だと思うのです。ターミナル期の患者さんの場合、病院よりも長年暮らしてきた、馴染んでいる環境に置かれたほうが心は安定すると思います。そしてわが家に帰って癒されることによって死に支度ができるのではないかと考えられます。

しかし、自分の本音を看護師に言えない患者さんもいるのでそういう患者さんについては、表情や言葉づかいから患者さんの思いを推測することが重要だと思っています。

● 第8章　F看護師の体験談の追体験

患者さんは、肺がんの70代ぐらいの女性患者でした。その方は、認知症があって病状もだんだん悪化していました。娘さんがお母さんの世話をすごく熱心におこなっていました。身体の状態は酸素を吸入していて呼吸状態が悪くお風呂にも入れません。そういう時に娘さんからお母さんの髪が最近ベタベタに汚れていると話されました。ベッド上での清拭は可能でしたがそれよりも洗髪が必要だと思いました。今、洗髪をしないと髪を洗う機会はもうないと思ったのです。

おわりにあたって

その事を2年下の同僚に相談したら「やりましょうよ。髪をさっぱりしてもらいましょう」と私のこの提案に賛成してくれて本当に嬉しかったです。

そして娘さんと私、2年下の同僚3人で患者さんの洗髪をすることにしました。その日の看護業務はいつものように忙しかったけれどお母さんの洗髪を優先しておこなうことにしました。日々繰り返される業務も大切ですが〈今、実施しなければならないケア〉というものもあるのだという考えが私にはあったのです。洗髪することを娘さんに伝えた時、娘さんはびっくりしていましたが洗髪した後は泣いてしまうほど喜んでくれたんです。患者さんは私が予想していたようにその日から3日後に亡くなられました。あの時、患者さんに洗髪することができてつくづく良かったと思います。

学校を卒業して2、3年目だったら、ターミナル期の患者さんに洗髪することは怖くてできなかったと思います。臨床経験を10年超えた今だから、洗髪の技術に自信があり今実施すべきだという信念を持つこともできたのです。そして私は主任ですが師長さんがいなかったからできたのだと思う。そのような人がもしそこにいたならば洗髪を提案することはできなかったと思います。

● 第9章　G看護師の体験談の追体験

患者さんは、皆さん全員が回復されるわけではなく亡くなられる方もいます。だからすべての患者さんに私の看護はどうだったのか聴くわけにもいきません。以前、家族さんからお礼を言われたことがあって、あ〜私の看護は間違いじゃなかったのだって思ったことがあります。

2年ぐらい前の体験です。乳がんの60代後半のMさんが入院されたのですが、栄養状態が悪くて全身に浮腫（ふしゅ）がありました。Mさんは結局最期まで意識がはっきりしていましたので最期までコミュニケーションをとることができました。食事も最期まで口で食べることができていたので色々と工夫しました。味覚はわかっているのかとか、食べ物の温度はちょうどよいのかと尋ねて、なるべく本人の好みを大事にしました。

痛みを感じるようになっても、痛みが感じられない程度の動作で車椅子に乗って気分転換の目的で病室から離れるという工夫をしていました。Mさんは徐々に自分のことができなくなって、身のまわりのお世話をするようになりました。だから会話する時間が多く持てるようになってMさんのことが理解できるようになって良かったと思います。病室にはベッドが3つあって真ん中はちょっとMさんは病室の真ん中のベッドにいました。

不自由です。窓から離れているので外の景色が見られないのです。他の病室の窓側のベッドが空いたので娘さんと相談して窓側のベッドに移動しました。外の景色が見られるようになって嬉しかったんじゃないかと思います。

家族さんが来られるとMさんには笑顔がみられました。特に娘さんはとてもていねいにお世話されていました。センスの良い方で可愛いタオルを持ちこんで気分を和らげてみたり、お香を焚いたり、身のまわりを整理したりしていました。私はMさんに「いい匂いね、匂いわかりますか?」と尋ねて嗅覚は正常なのかな?って観察したりしました。

それとMさんにとって大事なことは毎日服用するお薬のことです。粉状のもの、液体のものと何種類もあるのです。そのなかにはドロッとした飲みにくい薬があって氷を入れたりして工夫しました。そしてMさんには服用する順番があって介助する人には守って欲しかったんですけど色々と問題がありました。Mさんは段々と手が動かなくなって、援助してくれる人はこの順番を守って欲しかったんですが、一部の方には守ってもらえなかったのです。そのことを患者や家族はよく見ているんです。皆、ていねいにしてくれるわけでもなかったんです。皆が同じようにしていたらMさんも安心できたと思う。この点は改善しなければいけないと思います。

Mさんは食欲がどんどんなくなって、何を食べても美味しいとは思えません。対策として

朝・昼・晩の食事だけでなく間食してもよいという許可を主治医からもらいました。食べられるものだったらなんでも食べてもよいことになって、Mさんは気分が楽になったように思います。娘さんから好物を教えてもらったりして体調の具合をみながら食べてもらいました。

Mさんのケアを振り返って考えてみると、ベッド上の生活の人だったのでベッドごとでもよいから散歩に連れて行きたかったです。Mさんから、その人に合った個別性の看護が必要だということを学びました。実際に接してみなければどのような看護がその人に必要なのかはわかりません。体位変換をとってみても、症状に応じて細かい配慮が必要になってきます。どうしたら楽になるのかという先を読んでの看護が本当に必要です。ターミナル期だったので治療するというよりも〝生活の質〟をあげる、言い換えれば患者さんの希望を反映することが重要だという視点を学んだように思います。ベッドごとの散歩ができなかったことは残念だった。しかし、糖尿病があってもなんでも食べてもよいですよとお話ができてよかったです。

引用・参考文献

A・シュッツ 那須壽他訳（1996）『生活世界の構成 レリヴァンスの現象学』マルジュ社

A・シュッツ 森川眞規雄他訳（1980）『現象学的社会学』紀伊國屋書店〔文化人類学叢書〕

A・シュッツ 佐藤嘉一訳（2006）『社会的世界の意味構成――理解社会学入門――（改訂版）』木鐸社

A・シュッツ T・ルックマン 那須壽監訳（2015）『生活世界の構造』筑摩書房

石川かおり（2012）「看護実践研究における『臨床の知』を有形化していく試み」『岐阜県立看護大学紀要』12巻1号1頁

E・フッサール 細谷恒夫他訳（1995）『ヨーロッパ諸学の危機と超越論的現象学』中央公論社〔中公文庫〕

舟島なをみ（2007）『質的研究への挑戦』医学書院

広瀬寛子 樋口京子（2007）「看護理論の変遷と現状および展望」『大阪市立大学看護学雑誌』3巻1－11頁

城ケ端初子（1992）「看護研究における現象学的アプローチの適用に関する考察――看護面接過程の現象学的分析方法作成までのプロセスに焦点を当てて――」『日本看護科学会誌』12巻2号45－57頁

川原由佳里（2013）『看護の知――実践を読み解くための新しい知の考え方』看護の科学社

マックス・ウェーバー 浜島朗他訳（2005）『現代社会学体系5 社会学論集――方法・宗教・政治――』青木書店

マックス・ウェーバー 清水幾太郎訳（1972）『社会学の根本概念』岩波書店

松葉祥一・西村ユミ編（2014）『現象学的看護研究 理論と分析の実際』医学書院

村上成明（2006）「看護実践の知識伝授プロセスにみられる暗黙知伝授の有用性の検討――看護管理者の知識伝授体験より――」『日本看護管理学会誌』9巻2号51－57頁

盛山和夫（2004）『社会調査法入門』有斐閣

中山洋子（2004）「看護の"知"の水脈を探る」『聖路加看護学誌』8巻1号44－49頁

中山洋子（2007）「"暗黙知"の発掘――救急看護における知の創造」『日本救急看護学会誌』8巻2号11－21頁

西村ユミ（2014）『看護師たちの現象学――協働実践の現場から――』青土社

パトリシア・ベナー 井部俊子監訳（2005）『ベナー看護論 新訳版――初心者から達人へ――』医学書院

リヒャルト・グラトホーフ編著 佐藤嘉一訳（1996）『亡命の哲学者たちA・シュッツ／アロン・グールヴィッチ往復書簡 1939～1959』木鐸社

佐藤嘉一（2000）「アルフレッド・シュッツにおける『建築の意志』」情況出版『情況』8月号別冊6－22頁

佐藤嘉一（2008）「シュッツの言語理論と自己論的アプローチ――『物語のなかの社会とアイデンティティ』再考――」『立命館産業社会論集』44巻2号1－12頁

佐藤紀子（2007）『看護師の臨床の知――看護職生涯発達学の視点から』医学書院

坂口桃子他（2007）「臨床判断能力の向上に向けた『暗黙知』伝授の一方略」『滋賀医科大学看護学ジャーナル』5巻1号38－43頁

田口豊恵他（2009）「ICU入室中の心臓大血管系の手術を受けた患者に対する日中の低照度補光効果」『日本看護研究学会雑誌』32巻4号51－57頁

谷徹（1998）『意識の自然――現象学の可能性を拓く――』勁草書房

W・Mスプロンデル編 佐藤嘉一訳（1980）『シュッツ＝パーソンズ往復書簡 社会理論の構成』木鐸社

山口未久（2013）「地域に住む青年期進行性筋ジストロフィー患者の自立プロセスの記述的理解」『日本看護科学会誌』33巻2号62－69頁

山中恵利子（2007）「他者のパースペクティブを理解する――障害児を出産した母親の語りをレリヴァンス概念を用いて分析する――」『医学哲学 医学倫理』25号110-120頁

山中恵利子（2011）「看護行為の体験と臨床の知――シュッツのレリヴァンス概念を用いた2人の看護師が語る看護行為の体験談の分析――」『人と環境』4号1－8頁

山中恵利子（2012）「看護行為の体験と臨床の知（類型化）――シュッツのレリヴァンス概念を用いた看護師が語る看護行為の体験談の分析 第2報」『大阪信愛女学院短期大学紀要』46号1－7頁

山中恵利子（2014）「シュッツのレリヴァンス概念の看護研究上の活用方法論――グランデッド・セオリー・アプローチ（GTA）との対比から――」『立命館産業社会論集』50巻2号105－119頁

引用・参考文献

山中恵利子(2015)「看護師の生活世界における看護の知——心に残っている看護体験のシュッツ理論による分析——」『立命館産業社会論集』51巻2号93-112頁

山中恵利子(2017)「看護師の生活世界における看護の知——看護体験のシュッツ理論による分析——」『対人援助学研究』6巻43-59頁

吉田浩(2005)『ウェーバーとヘーゲル、マルクス』文理閣

《著者紹介》

山中 恵利子（やまなか えりこ）

　1951年　　大分県生まれ
　最終学歴　立命館大学大学院社会学研究科応用社会学専攻
　　　　　　博士後期課程満期退学
　現　　職　大阪信愛学院短期大学 看護学科 教授

7人の看護師さんの体験談からすくいあげられた
7つの「看護の知」

2018年10月20日　初刷第1刷発行	＊定価はカバーに表示してあります

著者の了解により検印省略

　　著　者　　山中　恵利子
　　発行者　　植　田　　実
　　印刷者　　藤　森　英　夫

発行所　株式会社　晃 洋 書 房

〒615-0026　京都市右京区西院北矢掛町7番地
　　　　電　話　075-(312)-0788番代
　　　　振替口座　01040-6-32280

装丁・組版　金木犀舎
印刷・製本　亜細亜印刷（株）

ISBN978-4-7710-3112-8

JCOPY〈(社)出版者著作権管理機構委託出版物〉
本書の無断複写は著作権法上での例外を除き禁じられています．
複写される場合は，そのつど事前に，(社) 出版者著作権管理機構
（電話 03-3513-6969, FAX 03-3513-6979, e-mail: info@jcopy.or.jp）
の許諾を得てください．